Ursula v. Wilcke
Joachim Stuhlmacher

Basisübungen des ChanMiGong
(Buddhistisches Qigong)

Ausführung und Wirkungen
der chinesischen Wirbelsäulenübungen

www.lotus-press.com

Warnung: Alle Ideen und Vorschläge in diesem Buch sind von Verlag und Autor sorgfältig geprüft. Trotzdem können weder der Autor noch der Verlag eine Haftung für eventuell entstehende Gesundheitsschädigungen durch den Inhalt dieses Buches übernehmen. Wenn es Schwierigkeiten bei der Umsetzung gibt oder Sie unsicher sind, ob Sie dieses Programm ausführen dürfen, so wenden Sie sich an einen anerkannten Therapeuten für Chinesische Medizin oder an Ihren Hausarzt.

Impressum
Ursula von Wilcke und Joachim Stuhlmacher: Basisübungen des ChanMiGong – Ausführung und Wirkungen der chinesischen Wirbelsäulenübungen

2. überarbeitete Ausgabe

Copyright 2014 by LOTUS-PRESS, Lohne
Satz: Andreas Seebeck

Alle Rechte, insbesondere Vervielfältigung jeder Art, auch durch elektronische Medien und die Übersetzung in andere Sprachen sind vorbehalten. Keine Reproduktion – auch nicht teilweise – ohne Zustimmung des Verlages.

All rights reserved.

ISBN Paperback 978-3-935367-13-4
ISBN eBook 978-3-935367-97-4
ISBN Kindle eBook 978-3-935367-96-7

www.lotus-press.com

Inhaltsverzeichnis

Chinesen denken anders...9

Vorwort von Ursula von Wilcke..11

Wer ist Meister Liu Han Wen?..14

Was ist ChanMiGong? Geschichte und Inhalte..............................16

Die Basis-Übungen des ChanMiGong..25

    Der Stand, die Haltung als Voraussetzung aller Übungen...26

    Die Haltung als Grundlage für ChanMiGong-Übungen:......28

        Die Füße stehen schulterbreit auf dem Boden................28

        Die Zehenspitzen weisen leicht nach außen..................28

        Die Knie sind locker gestreckt..29

        Die Hüftgelenke und das Gesäß sind ebenfalls locker entspannt..30

        Das Steißbein ist nach unten hin losgelassen..................31

        Der Scheitel ist an einem seidenen Faden aufgehängt....31

        Die gesamte Wirbelsäule ist entspannt..........................32

        „Sieben zu drei Gewichtsverteilung", „San Qi Fen Li"..32

        „Drei Punkte liegen übereinander" San Dian Yi Xian....33

        Entspannen von Hui Zhong...34

        Entspannen von Mi Chu..35

Ein sanftes Lächeln breitet sich aus..................36

Die energetischen und psychologisch-geistigen Aspekte des Übens..................38

Zhu Ji Gong – Die Basisübungen..................40

Die vier Basis-Bewegungen des ChanMiGong..................43

    1. „Yong Dong"..................44

    2. „Bai Dong"..................46

    3. „Niu Dong"..................48

    4. „Ru Dong"..................50

Die Wirkung der Basisübungen..................53

    Aus Sicht der Chinesischen Medizin..................53

    Aus Sicht der westlichen Medizin..................54

Die Abschlussbewegung; das Einsammeln von Qi „ShouGong"..................56

    1. Die einfache Abschlussbewegung..................57

    2. Die große Abschlussbewegung..................58

Wann und wie soll ich üben?..................62

Schwierigkeiten: Und wie gehe ich damit um?..................64

Erweitertes Zhu Ji Gong – Die erweiterten Basisübungen......67

    1. Das Waschen der Wirbelsäule..................68

Wirkung der erweiterten Basisübung „Die Wirbelsäule waschen"..................70

Aus Sicht der Chinesischen Medizin..................70

Aus Sicht der westlichen Medizin....................70

2. Nei Wai Xiang He - Innere und äußere Bewegung koordinieren...71

Wirkung der erweiterten Basisübung „Innere und äußere Bewegung koordinieren".............................79

Aus Sicht der Chinesischen Medizin..................79

Aus Sicht der westlichen Medizin....................80

Schlusswort..81

Weiterführendes...83

Joachim Stuhlmacher...84

Bibliographie...85

Auch von Lotus-Press...86

Ich widme diese kleine Schrift:

Meiner verstorbenen Kollegin Ursula von Wilcke, die stets die authentische Verbreitung des ChanMiGong in ihrem Herzen trug und bis zu ihrem Tod auch fleißig ausübte.

Meinem hochverehrten Meister Liu Han Wen, dem wir die öffentliche Verbreitung des ChanMi zu verdanken haben. Zu ihm habe ich noch heute ein inniges Verhältnis, weit über seinen Tod hinaus. Seine Weisheit, sein Können, sein grenzenloser Einsatz für die authentische Verbreitung des ChanMi und nicht zuletzt sein Humor, sein Schalk beeindrucken und faszinieren mich noch heute.

All den Linienhaltern, Wegbereitern und forschenden Menschen vergangener Zeiten, die uns den Schatz des Qigong enthüllten, aufbereiteten und zur Nachahmung zur Verfügung stellten.

Ich möchte die Arbeit von Ursula derart fortführen, dass ihr Text, ihre Gedanken und Erfahrungen lebendig bleiben für die nachkommenden ChanMi-Generationen.

Deshalb habe ich den Text sporadisch ergänzt, wo es mir nötig erschien.

Joachim Stuhlmacher, im Dezember 2013

CHINESEN DENKEN ANDERS...

Chinesen denken anders als die westlichen Bewohner der Erdkugel. Dort, wo wir linear eins ans andere fügen, wo wir hinterfragen, das Ziel vor dem Erkunden bereits kennen wollen, lässt sich der Chinese erst auf das Zuhören und die Erfahrung ein, wartet ab, dass die einzelnen Bausteine, die oft bunt gemischt vorgetragen werden, sich von selbst zu einem Ganzen fügen.

In China wird Qigong Schritt für Schritt unterrichtet, ohne dass der Schüler anfangs weiß, wohin ihn der Lehrstoff führen wird. Ständige Wiederholungen an unterschiedlicher Stelle fügen Stück für Stück das Puzzle am Ende zusammen.

Auch lernt der Chinese nicht aus einem Buch Qigong, sondern bevorzugt von einem Lehrer oder gar Meister. Dieser leitet das Fortschreiten an und begleitet den Schüler bei der Aufgabe 'Bitteres zu essen' (Chi Ku), was etwa bedeutet:

Am Anfang steht die Arbeit an der Übung und das konsequente Üben. Erst, wenn wir Bitteres essen, also die Mühe auf uns nehmen, erfahren wir nach und nach das Ergebnis.

Meister Liu Han Wen (*Übersetzung von Ursula Stummvoll*):

"Die Qigong-Schule, die eine gute Methode und eine gute Theorie hat, ist als überlegen zu bezeichnen.

Die Qigong-Schule, die eine gute Methode anwendet, aber keine Theorie als Basis hat, kann man als mittelmäßig bezeichnen.

Die Qigong-Schule, die weder eine gute Methode noch eine Theorie als Basis hat, ist ungenügend und sollte deshalb ignoriert werden."

und

"Wer wissen will, was es mit dem Qigong wirklich auf sich hat, der sollte es fleißig praktizieren."

VORWORT VON URSULA VON WILCKE

Die östlichen Philosophien und Religionen hatten mich schon immer besonders fasziniert, und ich blickte bereits auf eine Erfahrung von zehn Jahren mit ZaZen, asiatischen und westlichen Behandlungsmethoden und verschiedenen Richtungen des Qigong zurück, als ich im Jahr 1995 in meiner Heimatstadt München Meister Liu Han Wen (zu seiner Person s.u.) begegnete. Da ich vom Zen tief beeinflusst war, fand ich im von ihm gelehrten ChanMiGong an Sprache und Inhalt viel Bekanntes und Vertrautes. „Da hatte ich bereits viel auf meiner Diskette drauf", um es salopp auszudrücken.

Man kann sagen, dass ich von dieser Methode sofort begeistert war. Besonders faszinierte mich die Einfachheit des ChanMiGong. Hatte ich doch schon vorher festgestellt, dass das Einfache, vielleicht Banale, dem Komplexen weit überlegen ist. Die Erfahrungen, die ich bei den einfachen Bewegungen des 'Zhu Ji Gong' (den Basisübungen) machte, waren mir bei weit komplexeren Bewegungsabläufen anderer Formen nie begegnet. Da ich, äußerlich eher barock als asketisch, besonders über die Sinne meine Erfahrungen zu machen pflege, sprach mich auch die Mühelosigkeit und die fast erotisch zu nennende Komponente an. Weich und fließend, fast schwerelos schienen mir Bewegung und innere Erfahrung der Übung.

Ich besuchte mehrere Seminare mit Meister Liu Han Wen hier in Deutschland. Seit 1998 fahre ich zwei bis drei Mal jährlich nach China, um bei Meister Liu meine Kenntnisse und Erfahrungen zu vertiefen. Der Gedanke, ich wüsste viel über ChanMi, entlockt mir ein kurzes Lachen. Je tiefer ich eintauche, desto eher weiß ich, dass ich ganz am Anfang stehe und erst einen winzigen Einblick in die Tiefe dessen gemacht habe, was möglich ist. Mein Anliegen ist es aber, meine Erfahrungen mit ChanMiGong mit meiner Erfahrung von 30 Jahren Berufstätigkeit als Krankengymnastin zu verbinden. Ich bin fest davon überzeugt, dass das Üben der Wirbelsäulenbewegungen des ChanMiGong unserer Gesundheit und ganz besonders unserem Skelett und unseren Gelenken, unserer Muskulatur und unserer Bewegungskoordination zugute kommt. Ja, dass die Haltungsveränderungen, die durch die Übung eintreten, eine revolutionäre Auswirkung auf den gesamten Körper haben.

Aus diesem Grund spielt die Betrachtung aus westlicher Sicht in diesen Ausführungen eine erhebliche Rolle. Wir ordnen unser Weltbild nach anderen Kriterien, als dies Chinesen tun. Es ist wenig hilfreich, die beiden Ausdrucks- und Sichtweisen zu vermischen, da sich daraus nur Irrtümer ergeben. Deshalb bemühe ich mich, beide Weisen der Anschauung nebeneinander zu stellen (*s. dazu Porkert/Hempen „Systematische Akupunktur", Seite 2 Erkenntnistheoretische Voraussetzungen der Aku-Moxi-Therapie, rechte Spalte, 2. Absatz*). An einigen Stellen wage ich Annahmen, die erst noch einer Bestätigung aus unserer Sicht bedürfen. Dies versuche ich besonders anzumerken.

Die Wirkungen psychischer und philosophischer Art lasse ich hier weitgehend außen vor. Auf sie einzugehen bedarf der Entscheidung jedes Einzelnen und besonders einer persönlichen Anleitung durch einen befähigten Lehrer (mehr dazu an anderer Stelle). Vieles könnte auch nach unserer Denkstruktur als zu metaphysisch angesehen werden, da diese Auswirkungen sich einer medizinischen und wissenschaftlichen Erklärung nach unserer gängigen Sicht heute noch entziehen.

In meiner Arbeit als Krankengymnastin haben mir diese Übungen aber das Potenzial eröffnet, viele Menschen mehr zum täglichen Üben zu motivieren, als mir dies in den vielen Jahren zuvor geglückt ist. Waren die krankengymnastischen Übungen, die ich meinen Patienten früher zeigte, für diese eine lästige Pflicht und wurden schon bald wieder beiseite gelegt, so wird das Üben des ChanMiGong für die meisten nach kurzer Zeit unverzichtbar. Diese Übungen sind schon bald äußerst wohltuend und bringen deutliche Erleichterung der verschiedensten körperlichen Beschwerden. *Und – sie sind in gewisser Weise lustvoll, machen Spaß und bewirken auch einen Effekt psychischer beruhigender Art.*

Der gesamte Mensch fühlt sich wohler.

Mein Anliegen ist es, eine kleine Brücke zu schlagen zwischen westlichem Denken und chinesischer Übungstradition. Zu zeigen, dass die doch so verschiedenen Kulturkreise durchaus Berührungspunkte haben, wenn wir nur die richtige Sichtweise und die richtige Sprache nutzen. Wenn mir dies gelingt, und ich das Verständnis für den nach meiner Erfahrung hohen gesundheitlichen Wirkungsgrad dieser Übungen vergrößern kann, so freut mich dies. Wenn ich auch noch dem einen oder anderen Lust mache, diese Übungen von einem unserer fähigen Lehrer zu erlernen, sie vielleicht dann auch noch weiterzugeben, so freut mich dies ganz besonders.

Ursula von Wilcke, 2002

WER IST MEISTER LIU HAN WEN?

Sein Urgroßvater, sein Großvater, sein Vater waren angesehene Meister der Richtung des Mi Jiao (s. u.). Seine Tante Liu Su Lan war eine hochverehrte Meisterin sowohl des Daoistischen Qigong, als auch Äbtissin eines buddhistischen Klosters in Dalian an der Küste des Chinesischen Meerbusens.

Geboren wurde Liu Han Wen im Jahr 1921 in der Provinz Shandong. Bis zu seinem dritten Lebensjahr hat er kein Wort gesprochen, so meinte man, er sei stumm, sprach aber dann sofort fließend in vollständigen Sätzen. Er ist von Anfang an ein außergewöhnliches Kind gewesen, und deshalb wurde er bereits ab dem vierten Lebensjahr von Vater, Großvater, Urgroßvater und seiner Tante in der Praxis des Qigong unterwiesen. Dies, so flocht er in seine Unterweisungen im September 2000 ein, sei der Grund, dass er sich nie auf sein Unterrichten vorzubereiten brauche, denn was man als Kind lerne, bleibe immer abrufbereit für das Gehirn – auch im hohen Alter.

Seit seiner Kindheit praktizierte er auch die Kampfkünste des Wushu, worauf er seine stabile Gesundheit und seine erstaunliche körperliche Fitness zurückführt. Sein Äußeres mit über achtzig Jahren spiegelt dies wider. So wirkt er nicht wie ein Greis, sondern eher wie ein fitter Mann Anfang Sechzig.

Heiterkeit, ja sogar Schalk prägen noch heute, trotz seiner geistigen Größe, seine Ausstrahlung, und dies macht das Schülersein zum puren Vergnügen. Liu Han Wen sagt von sich selbst, dass er sich sein Kindsein bewahrt habe und viele verwundert wären, dass er im hohen Alter noch so kindlich sei.

Sein Fundus an Wissen scheint mir unerschöpflich. Trotzdem versteht er es als Lehrer, sich mit unendlicher Geduld auf seine Schüler einzustellen. Immer berücksichtigt er den Wissensstand der ihm Gegenübersitzenden und wählt seine Lehrmethode so, dass jeder etwas für sich Nutzbares aus dem Unterricht mitnimmt.

So bin ich ihm in tiefer Verehrung und Freundschaft verbunden. Seine chinesischen Schüler bringen ihm tiefste Ehrfurcht entgegen, verehren ihn als lebenden Buddha.

WAS IST CHANMIGONG? GESCHICHTE UND INHALTE

Qigong hat im Bereich der chinesischen Kultur eine Tradition, die bis zu zweitausend Jahre vor den Beginn unserer Zeitrechnung zurückreicht. (Manche Meinung äußert sogar ein wesentlich höheres Alter einiger Übungen.) Bereits vor viertausend Jahren fanden die Menschen, die sich im Bereich des Gelben Flusses niedergelassen hatten, heraus, dass körperliche Beschwerden durch Bewegungen gelindert, ja behoben werden konnten. In dieser Zeit liegt auch der Ursprung der Traditionellen Chinesischen Medizin, wie sie noch heute in China und nun auch in vielen anderen Ländern erfolgreich praktiziert wird. Am Anfang stand in China vielleicht der Tanz, später wurde dies durch die Imitation der Bewegung von Tieren erweitert, sowie das bewusste Atmen mit eingesetzt, um Funktionsabläufe des Körpers auszugleichen und zu regulieren. Aus diesem Verstehen der zyklischen Abläufe der Funktionen des Körpers und deren Regulation entstand die Übungsform, die wir heute unter der Bezeichnung „Qigong" kennen.

Was ist ChanMiGong? Geschichte und Inhalte

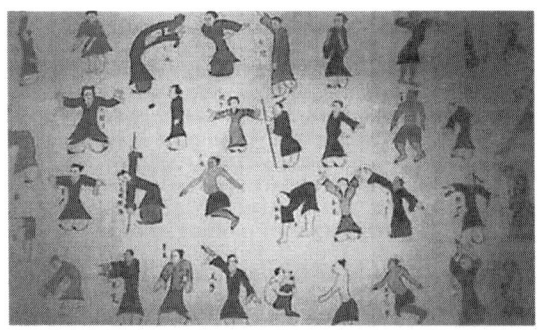

Das Buch „Neijing" („Der Gelbe Kaiser") beschreibt bereits 450 Jahre v. Chr. Qigong-Übungen, um Körper und Geist zu einen, außerordentliche Leistungen zu vollbringen, gar das Leben zu verlängern.

Anfang der Siebzigerjahre des zwanzigsten Jahrhunderts wurde das Mawangdui-Grab der Han-Dynastie (206 v. Chr. bis 24 n. Chr.) in Chang Sha, Provinz Hunan, ausgegraben. In dieser Grabstätte fand man sowohl ein Buch, auf Seide geschrieben, in dem die Ausführung von Übungen, die wir dem Qigong zuordnen können, beschrieben ist, als auch eine Seidenmalerei, die verschiedene Qigong-Übungen im Bild darstellt.

Während der Herrschaft der östlichen Han (200 v. Chr. bis 200 n. Chr.) stellte der Arzt „Hua Tuo", der Ende des dritten Jahrhunderts vor Christus lebte, Qigong-Übungen mit dem Titel „Wu Qin Xi" (*„Das Spiel der fünf Tiere"*), zusammen. Darin beschreibt er das körperliche Training und den Einsatz der Übungen in der Therapie. Das Spiel der fünf Tiere wird heute noch in China praktiziert und geübt. Zur Zeit der Herrscher der Sui- und der Tang-Dynastien (581 - 907 n. Chr.) wird Qigong in weiten Bereichen der Medizin benutzt.

Über die Gesundheitspflege hinaus hatte in der Philosophie des Taoismus die Übungstechnik des Qigong auch die Aufgabe, den Übenden in die höheren Ebenen des mystischen Weges einzuführen und vorzubereiten für die höchste spirituelle Erkenntnis des großen Tao. Durch die Übung wurde die Erkenntnis des Großen Ganzen zu erlangen versucht.

Um das Jahr 500 v. Chr. wurde in Nordindien, nördlich des Flusses Ganges von 'Siddharta Gautama Buddha" die Lehre des Buddhismus begründet.

Im Bereich des Himalaya existierten bereits sehr viel länger geheime Praktiken, die ich hier als dem Schamanismus zugehörig zu bezeichnen wage. Ich nehme an, dass derlei Übungstechniken sich mit der buddhistischen Lehre vermischten, vielleicht sogar dem Buddha Shakyamuni mit zur Erlangung der Erkenntnis dienten. Dies ist allerdings eine absolute Spekulation meinerseits!

Von Nordindien aus wanderte diese kombinierte Lehre einerseits nach Sri Lanka (*In Ceylon existieren noch die am besten erhaltenen Texte dieser Praktik*), andererseits nach Nordchina (ab dem 1. Jh. n. Chr.) in den Bereich der nördlichen Ebene um die damalige Hauptstadt des chinesischen Reiches Xianyang. Auch von Ceylon kamen diese Lehren nach China. Ab dem 1. Jh. n. Chr. verbreiteten sich die buddhistischen Einflüsse in China, von wo aus sie nach Korea (4. Jh.) und Japan (8. Jh.) weitergetragen wurden (*s. Hans Wolfgang Schumann,,,Handbuch des Buddhismus", Diederichs*). Im Land der Mitte entstand die Richtung des „Chan" (Chan = japanisch Zen. Beide Worte „Chan" und „Zen" sind die direkte Übersetzung des sanskrit-Wortes dhyana, „Meditation, tiefe Versenkung"). [7]

Der Gedanke des Chan war besonders für Taoisten, die den mystischen Weg gingen, interessant.

„Obwohl Chan in der Lehre nie von der orthodoxen Mahayana-Philosophie abging, verdanken seine charakteristischen Methoden und seine kryptische Ausdrucksweise viel dem Taoismus, dessen Anhänger eine ähnliche Vorliebe für das Paradoxon zeigen." (*s. John Blofeld,"Jenseits der Götter", Sierra, Frederking & Thaler, Seite 151*)

Im 8. bis 13. Jahrhundert feierte der Chan-Buddhismus in China seine Blütezeit (*s. Hans Wolfgang Schumann,"Buddhismus - Stifter, Schulen und Systeme", Diederichs*). Der Buddhismus gewann in diesen Zeiten großen Einfluss im Herrscherhaus und in den intellektuellen Schichten. Es fand eine teilweise Integration der bis dahin vorherrschenden taoistischen und konfuzianischen Tradition statt, so dass wir einzelne Überschneidungen in der Philosophie der Gesundheitspflege feststellen können.

Die Lehre des Chan ist eine Lehre des kurzen Weges, die ein Erreichen des obersten Zieles der absoluten Erkenntnis noch in diesem bestehenden Leben anstrebt, bei aller riesigen Anstrengung, die dazu nötig ist.

Bereits im 9. Jahrhundert gab es starke Verfolgungen der Buddhisten in China, da sich zu große Teile der Bevölkerung in die Kontemplation zurückzogen und so der arbeitenden Bevölkerung verloren gingen (*s. Manfred Kubny,"Qi, Lebenskraftkonzepte in China", Haug*). Auch verstärkte sich mit den Jahren der Nationalismus sowie die Rückbesinnung auf die rein chinesische Tradition des Konfuzianismus, und dies zwang den aus Indien kommenden Buddhismus in der Folge in den Untergrund.

Damit wurden auch die Übungen, die heute ChanMiGong genannt werden, außer in den wenigen weiter bestehenden Klöstern, im Geheimen gepflegt. Oft wurden sie nur innerhalb der innersten Zirkel der Klöster praktiziert, von Mönchen, die bereits eine bestimmte Reifestufe erreicht hatten. Oder sie wurden in einigen Familien vom Großvater an den Vater, vom Vater an den Sohn weitergegeben. Es entstand die Gruppierung der „Mi Jiao", die ihrem ganz normalen Alltag, ihrem normalen Beruf in der Bevölkerung nachgingen. Sie erkannten sich über gewisse Gesten, Mudras, und durch bestimmte weitere Arten der Bewegung, z. B. mit welchem Fuß sie sich fortzubewegen begannen. Dieser Gruppierung entstammen die ChanMi-Übungen.

Aus diesem Grund blieb die Lehre des *Mi Jiao* und des heute *ChanMi* genannten Buddhismus im Untergrund der gebildeten Bevölkerung. Erst seit etwa hundert Jahren wird das Wissen des Qigong wieder frei weitergegeben, soweit dies in einem autoritären Einparteienstaat möglich ist.

Der Name *„ChanMiGong"* ist ebenso wie der Name *„Qigong"* ein Kunstname.

„Qigong" wurde etwa in den Fünfzigerjahren als Name von einem Arzt (Liu Guizhen) geprägt, der in seiner Arbeit Techniken alter Tradition anwandte, zur Förderung und Stabilisierung des Energiehaushaltes des Körpers und zur Behandlung von Krankheiten.

Qi: Am besten lässt man dieses Wort unübersetzt, da jede Übersetzung eine Einschränkung des Ganzen bedeuten würde. Vielfach wird „Qi" in westlicher Sprache mit „Energie" oder „Lebensenergie" übersetzt. „Qi" bedeutet aber viel mehr als das. „Qi" steht für sowohl die bewegende als auch vitale Kraft des Körpers, aber auch der gesamten Welt. „Qi" steht in der chinesischen Sprache auch für „Atem". Man betrachte diesen Begriff besser phänomenologisch als substanziell. Er umfasst viele Ausprägungsformen und Wirkungsweisen.

Gong: *„Arbeit"*, aber auch *„Fähigkeit"* oder *„Können"*

So könnte man den Begriff *„Qigong"* übersetzen als ***„stete Arbeit am Qi"***, oder ***als „die Fähigkeit, das Können, mit Qi umzugehen.***

„ChanMiGong" entstand als Name in den Siebzigern. Meister Liu Han Wen und Meister Li Zhi Nan (Vorstand der Qi-

gong-Forschung in Peking) formten ihn aus den Namen „Chan" und „Mi".

Chan: Tradition des Chan-Buddhismus (wurde in Japan zu „Zen"). Als Wort die Übertragung des Sanskrit-Wortes „Dhyana", das die Sammlung des Geistes und die Versunkenheit bezeichnet, in der alle dualistischen Unterscheidungen wie Ich/Du, Subjekt/Objekt, wahr/falsch aufgehoben sind (*Zitat aus „Lexikon der östlichen Weisheitslehren", O. W. Barth*). Auch: Anhaltende kontemplative Versenkung, tiefe Meditation.

Mi: Tradition des Chinesischen (nicht Tibetischen). Als Wort bedeutet „Mi" in der chinesischen Sprache auch „geheim".

ChanMiGong enthält Übungspraktiken aus beiden Traditionen.

Bis in unsere Zeit hinein wurde diese Lehre von den Anhängern des „Mi Jiao", „der geheimen Lehre" praktiziert, und zwar im Geheimen. Einem Mi Jiao-Praktizierenden sah man seine Zugehörigkeit zu dieser Gruppierung nicht äußerlich an, wie man dies bei Mönchen oder Nonnen tut. Er trug im Gegensatz zu diesen das Haar nicht kurz geschoren, sondern der jeweiligen Mode entsprechend, kleidete sich auch nach gängiger Sitte. Er ging einer profanen Tätigkeit nach und konnte ganz normal eine Familie gründen.

 Meister Liu Han Wen ist der erste, der die Lehre des heute Chan Mi genannten Qigongs in seinen Schriften der Öffentlichkeit zugänglich machte und die Praxis einem weiten Personenkreis in China und in vielen Ländern außerhalb Chinas weitergegeben hat. Er befreite die Übungen vom größten Teil des philosophischen und religiösen Überbaus, so dass sie heute allen Menschen, die auf ihre Gesundheit achten oder gar eine Weiterentwicklung ihrer Persönlichkeit, vielleicht auch ihrer Spiritualität, anstreben, frei von ihrem religiösen Hintergrund zugänglich gemacht werden können. Zusammen mit Herrn Li Zhe Nan (dem Gründer der zentralen Qigong-Forschungsstelle in Peking) formte er den Namen „ChanMi", indem er die Namen der Hauptrichtungen, denen die Übungen entsprungen sind, zu einem neuen Begriff zusammenfügte.

In einem persönlichen Gespräch hat mir Liu Han Wen dann aber noch eine weitere, tiefere übertragene Bedeutung erklärt:

Chan: die Theorie, die Praxis.

Mi: die konkrete Anwendung, das Vertrauen in die Übung.

Gong: die Arbeit, die stete Übung, aber auch das erfahrene Ergebnis.

Wer Meister Liu Han Wen`s Originaltext in deutscher Sprache erforschen will, kann dies in den Übersetzungen von Ursula Stummvoll (in Zusammenarbeit mit dem bereits verstorbenen Prof. Ye und anderen) nachlesen. Sie hat es verstanden, die chinesische Art des Ausdrucks mit größter Sorgfalt und allen begrifflichen Schwierigkeiten zum Trotz in die deutsche Sprache umzusetzen.

Das ChanMiGong ist, wie wir gesehen haben, eine Form des buddhistischen Qigongs, die neben dem daoistischen Qigong ihre volle Gleichberechtigung besitzt, sich aber nur in einigen Punkten mit dieser überschneidet.

Wie Liu Han Wen mir dann weiter erklärte, können die Übungen in drei Ebenen eingeordnet werden:

> *"Erst muss das Jing sich entwickeln, damit Qi sich vermehren kann, um Shen entstehen zu lassen."*

Jing steht für die Materie, Qi für die Methode und die Energie, die es benötigt, damit Shen entstehen kann.

Jing: Die Arbeit an der Materie, das Aktivieren des körpereigenen Qi, das Öffnen der Leitbahnen. Hier arbeitet man an der Gesundung des Körpers.

Qi: Die Anreicherung von Qi, die Steigerung der Kraft. Hier arbeitet man an der Ausformung der außerordentlichen Leitbahnen und besonderer Energiekanäle im Körper. Es entsteht die Möglichkeit, dass sich außerordentliche Fähigkeiten entwickeln. Man kann nun das Qi zum eigenen und zum Nutzen anderer anwenden.

Shen: Die Ebene des Geistes. Hier weiten sich die Fähigkeiten nochmals aus. Tiefe philosophische, religiöse Erkenntnisse werden hier erreicht. Ziel ist es, das Wesen der Buddhanatur, bei uns könnte man sagen das Wesen Gottes, zu erkennen.

Welche dieser drei Ebenen man anstrebt, kann nur jeder Übende für sich selbst entscheiden. Oft fördern aber die Erfolge beim Üben ganz von alleine ein Weiterschreiten. Eines sollte klar sein: Man muss nicht Buddhist werden, um ChanMiGong, das buddhistische Qigong, zu üben und trotzdem Erfolge verzeichnen zu können. Der körperlichen und geistigen Gesundheit dient es allemal.

ChanMiGong, wie Qigong überhaupt, kann man nicht aus einem Buch erlernen! Die Bewegungen nur nachzuahmen, führt im besten Falle zu ästhetischen Bewegungsabläufen, die höchstens die Kriterien reiner Gymnastik erfüllen. Erst, wenn die Arbeit mit dem Phänomen des Qi angereichert ist, erst, wenn wenigstens zwei Komponenten von vieren (Bewegung, Atem, Vorstellung, Ton) sich zu einer Einheit in der Übung verbinden, kann die Übung als Qigong bezeichnet werden. Die Bewegungen kann man leicht erlernen. Das Qi, die Töne (Mantren) bedürfen ebenso wie die Vorstellungsbilder allerdings der Herz-zu-Herz-Übertragung durch einen Qigong-

Meister oder einen erfahrenen Qigong-Übenden, um in ihrer Fülle erfahren und verstanden werden zu können.

Hier können Sie einen kleinen Einblick in die Bewegungen und deren Wirkung bekommen. Alles Weitere erfahren Sie von fähigen Lehrern der Methode.

DIE BASIS-ÜBUNGEN DES CHANMIGONG

Der Stand, die Haltung als Voraussetzung aller Übungen

Die richtige Form des Stehens ist eine wichtige Voraussetzung für das Gelingen der ChanMiGong-Übungen. Besonders „Zhu Ji Gong" oder die Basisübungen (*viele Übungen kann man ebenfalls im Sitzen oder im Liegen ausführen*) gründen auf einer Korrektur der Haltung.

In der westlichen Kultur, noch viel mehr als im asiatischen Kulturkreis, weist die übliche Haltung der Menschen vielfältige Verformungen und Fehlhaltungen auf.

Eine gute Haltung ist jedoch die, die mit einem Minimum an Kraft ein Maximum an Aufrichtung über eine beliebige Zeit gewährleistet, ohne dass ein Unwohlgefühl auftritt.

Die Haltung des ChanMiGong erfüllt gerade diese Bedingungen.

Dem widerspricht meist die tagtägliche Erfahrung des Einzelnen:Wie oft stehen Sie unruhig, das Gewicht ständig von einem auf das anderer Bein wechselnd? Kennen Sie das Gefühl, bei längerem Warten in der Mitte der Wirbelsäule auseinander zu brechen? Wie schnell blicken Sie sich nach einer Sitzgelegenheit um, da die Beine müde werden oder Füße, Knie und Hüftgelenke schmerzen?

Die vermeintlich gute und über Jahrhunderte bei uns praktizierte militärische Haltung hat uns aus unserem Gleichgewicht gebracht und unseren Schwerpunkt zu weit nach oben verlagert, ihn zudem aus der Körperschwerachse heraus verschoben.

Die wichtigste Voraussetzung, um Qi ins Fließen zu bringen, ist die Entspannung des Körpers.

Dies sowohl im Stand als auch bei allen anderen Haltungen für das ChanMiGong. Wobei die entspannte Haltung des Qigong nicht ein „Hängen in den Seilen" meint, sondern eher eine Ausdehnung beinhaltet, die mit einer Aufrichtung einhergeht.

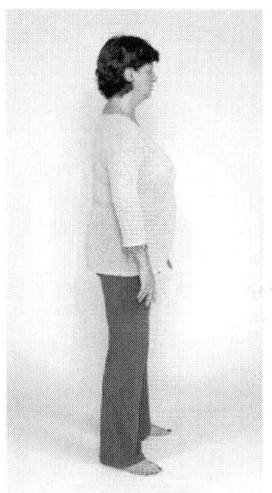 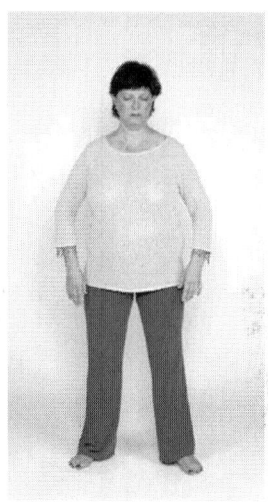

Die Haltung als Grundlage für ChanMiGong-Übungen:

Die Füße stehen schulterbreit auf dem Boden

Wenn wir die Spitzen unserer Finger an die Schultergelenkskuhle legen und anschließend an unserem Körper entlang nach unten blicken, fällt es uns leichter, die Irrtümer unseres eingebildeten Körpergefühls den tatsächlichen Gegebenheiten anzupassen.

Wirkung aus westlicher Sicht: Durch den breiteren Stand vergrößert sich die Unterstützungsfläche des Körpers. Wie wir aus der Physik wissen, ist ein Körper um so stabiler in seinem Stand, je größer die Unterstützungsfläche ist.

Die Zehenspitzen weisen leicht nach außen

Dies gilt für die Übung des ChanMiGong. Andere Formen des Qigong arbeiten mit parallel stehenden Füßen. Bei den meisten Menschen sollte diese Fußhaltung nicht über 25-30 Winkelgrade hinausgehen, da sonst Energie verloren wird, und der Stand wieder instabil wird. Allerdings variiert dies je nach Person und sollte anfangs immer einmal wieder geringfügig verändert werden. So kann man das für sich persönlich richtige Maß erspüren. Fühlbar wird die richtige Haltung der Füße durch ein Wohlgefühl des Körpers und durch eine deutlich empfundene Erleichterung, als wäre Gewicht von einem abgefallen. Der Körper fühlt sich leicht und fast konturlos. So öffnet sich der

Bereich des Beckenbodens, und der Fluss und damit der Austausch von Qi mit der Erde wird ermöglicht.

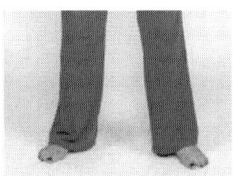

Wirkung aus westlicher Sicht: Durch das Nach-Außen-Drehen der Zehen kann sich die Beckenbodenmuskulatur entspannen, die Adduktorenmuskulatur der Beine (Muskeln an der Innenseite der Oberschenkel) wird entlastet. Durch die leichte Rotation der Beine nach außen wird der Hüftkopf besser in der Hüftgelenkspfanne eingestellt und der Druck innerhalb des Hüftgelenkes besser verteilt. Die Spannung der Gelenkbänder wird gemildert.

Die Knie sind locker gestreckt

Um dafür ein Gefühl zu entwickeln, strecken Sie am besten die Knie einmal bis zum Anschlag durch und lassen sie dann locker, so dass ein leichtes Spiel im Kniegelenk möglich ist.

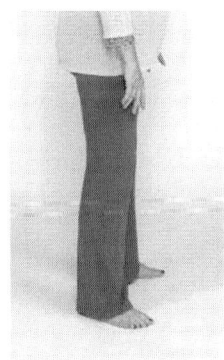

Wirkung aus westlicher Sicht: Locker gestreckte Knie ermöglichen eine erhöhte Flexibilität der Haltung; diese kann leichter um die Längsachse des Körpers schwingen und so Einwirkungen von außen auf das Gleichgewicht besser abfangen. Bänder und Sehnen des Kniegelenkes werden weicher, sind weniger Spannung ausgesetzt, die Meniscii (Zwischengelenkscheiben des Knies) werden unter gleichmäßigen Druck gebracht. Die Muskulatur verweilt nicht blockiert in einem weitgehenden Zustand der Nullerregung, sondern kann jetzt leichter in den Erregungszustand, den wir für eine Bewegung benötigen, und wieder zurück gelangen. So entsteht eine größere Flexibilität. Die Muskeln der Ober- und Unterschenkel können sich entspannen, wodurch die in der Kniekehle befindliche Arterie (arteria poplitea) einer geringeren Spannung ausgesetzt wird und in der Folge die Versorgung mit Blut im Unterschenkel gesteigert wird.

Die Hüftgelenke und das Gesäß sind ebenfalls locker entspannt

Wirkung aus westlicher Sicht: Durch die Entspannung der Gesäßmuskulatur kann das Steißbein sinken, so dass sich das Hohlkreuz entspannt und der Nierenbereich entlastet wird. Die Hüftgelenksköpfe zentrieren sich in den Hüftgelenkspfannen, so gleicht sich der Druck auf den Hüftkopf aus und die schützende Knorpelschicht des Gelenkes wird entlastet. Bänder und Sehnen des Hüftgelenkes stehen unter geringerer Spannung. Das Iliosacralgelenk zwischen Kreuzbein und Beckenschaufeln kann sich öffnen, da der obere und hintere Beckenrand nach hinten gleiten kann. Die Zug-Druck-Bedingungen an den Iliosacralgelenken werden optimiert und die Wirbelsäule wird vom Kreuzbein nun gestützt. Scherkräfte durch zu starkes Hohlkreuz zwischen untersten Wirbeln und Kreuzbein werden aufgehoben.

Das Steißbein ist nach unten hin losgelassen

Es rutscht etwas zwischen die Gesäßhälften nach vorne.

Wirkung aus westlicher Sicht: Die Lendenwirbelsäule entspannt sich und richtet sich auf. Das Hohlkreuz wird ausgeglichen. Hierdurch gleicht sich der sonst dort einseitig rückwärts auf den Bandscheiben liegende Druck aus; diese werden entlastet. Die Muskulatur des Lendenbereiches bekommt die Möglichkeit, Verspannungen abzubauen und weicher zu werden.

Der Scheitel ist an einem seidenen Faden aufgehängt

Man stellt sich vor, dass am Scheitelpunkt ein seidener Faden befestigt ist, der den Kopf senkrecht nach oben zieht.

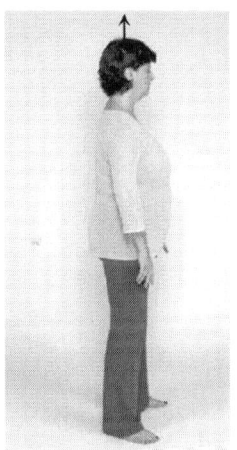

Wirkung aus westlicher Sicht: Durch diese Vorstellung wird das Kinn etwas an den Hals herangezogen, die Halswirbelsäule streckt sich und mit ihr die gesamte Wirbelsäule. Fehlhaltungen der gesamten Wirbelsäule können sich ausgleichen. Die Rumpfmuskulatur hat jetzt die Möglichkeit sich zu entspannen. Da der Kopf nun über der Wirbelsäule zu stehen kommt, kann die Halsmuskulatur loslassen und die Bandscheiben können, wie wir schon bei der Lendenwirbelsäule gesehen haben, nun in den Zustand der Entlastung kommen.

Die gesamte Wirbelsäule ist entspannt

Besonders der Bereich der Lendenwirbelsäule. Da gerade diese Region uns nicht bewusst und durch Fehlhaltungen oft besonders belastet ist, kann man die flachen Hände unterhalb der hinteren Rippen an den Rücken legen, damit wir den Bereich der Nieren in die Hände hinein lockerlassen können.

Wirkung aus westlicher Sicht: Alle Austrittsstellen von Nervenwurzeln entlang der Wirbelsäule werden entlastet, ebenso alle Bandscheiben. Die beiden Muskelstränge links und rechts der Wirbelsäule (autochthone Rückenmuskulatur) kann sich entspannen. Die Rippen sinken nach unten, hierdurch wird der gesamte Brustkorb entlastet, das Zwerchfell kann abwärts sinken und die Atmung kann sich vertiefen. Druck auf den Bereich des Solarplexus wird verringert.

„Sieben zu drei Gewichtsverteilung", „San Qi Fen Li"

Das Gewicht verlagert sich zu siebzig Prozent auf die Fersen, zu dreißig Prozent auf die Vorfüße. Diese Verteilung gewährleistet, dass die Brunnen-Punkte auf der Fußsohle frei und durchlässig werden. Die Zehen bekommen dabei Spiel (Versuchen Sie, mit den Zehen Klavier zu spielen.)

Wirkung aus westlicher Sicht: Der größere Teil des Gewichtes verlagert sich auf die Fersenknochen, die von Form, Struktur und Stabilität dafür geformt sind, eine große Menge an Gewicht zu übernehmen. Die Zehenballen werden entlastet, so kann der Mittelfuß sowohl das Quer- als auch das Längsgewölbe leichter aufrechterhalten; einem Knick-Senk-Spreizfuß wird entgegengewirkt. Der Zehenstrang der Großzehe kann sich in der Längsachse ausrichten; somit wird der Reiz zur Bildung eines verstärkten Großzehenballens auf der Fußinnenseite aufgehoben.

„Drei Punkte liegen übereinander" San Dian Yi Xian

Der Scheitelpunkt (Bai Hui oder Tian Ding), der Mittelpunkt am Damm (Hui Yin) und der Mittelpunkt auf der gedachten Verbindungslinie zwischen den Fersen liegen senkrecht auf einer lotrechten Linie übereinander.

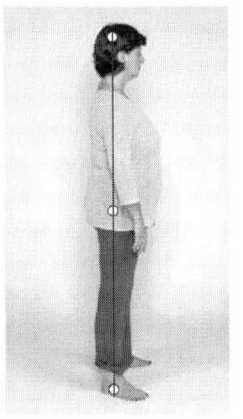
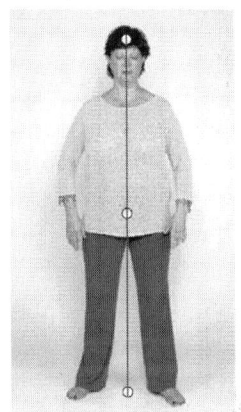

Wirkung aus westlicher Sicht: Der Körper steht wieder lotrecht, dadurch liegen die Abschnitte des Körpers wieder auf der Schwerachse übereinander. So stützen sie sich gegenseitig, und die zur Aufrechthaltung benötigte Muskelspannung des Rumpfes kann sich auf das geringstmögliche Maß reduzieren.

Entspannen von Hui Zhong

Hui Zhong ist ein Energiezentrum im Bereich der Stirn. Etwa so groß wie eine Zwei-Euro-Münze, zwischen den Augenbrauen auf der Stirn liegend, reicht es etwas in die Tiefe der Stirn hinein. Besonders bei starker Konzentration schließt sich dieses Zentrum nur allzu gerne, was sich dann durch zwei senkrechte Falten zwischen den Augenbrauen und durch Stirnquerfalten zeigt. Gelingt es, dieses Zentrum zu entspannen, sinkt das Kinn etwas nach unten hinten und der Übergang der Wirbelsäule zum Hinterkopf öffnet sich. Es entsteht eine gewisse Leere im Inneren des Kopfes und eine Verbindung durch den gesamten Körper nach unten wird fühlbar.

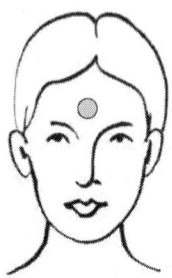

Wirkung aus westlicher Sicht: Durch die Korrektur der Kopfhaltung reckt sich das Hinterhauptsbein nach oben, wodurch die Halswirbelsäule sich streckt und eine positive Auswirkung auf die Bandscheiben entsteht. (s.o.) Die Spannung der Stirnmuskulatur (m. occipitofrontalis, m. procerus) sinkt. Ebenso entspannt sich die Ringmuskulatur der Augen (m. orbicularis oculi) und der Muskel des Nasenrückens (m. nasalis). Eine weitergehende Beeinflussung der Kiefer- und Schläfenmuskulatur darf man mit Sicherheit annehmen. Hierdurch entsteht eine Erleichterung bei Spannungskopfschmerzen.

Entspannen von Mi Chu

„Eine uralte Erfahrung lehrt: Blut und Qi fließen leichter, wenn Mi Chu, der Raum über dem Damm, entspannt ist. Will man das System der Haupt- und Nebenmeridiane („Da Zhou Tian") durchlässig machen, damit das Qi ungehindert fließen kann, ist die Entspannung von Mi Chu die Voraussetzung. Yin- und Yang-Qi, prä- und postnatales Qi fließen alle durch Mi Chu" (*siehe Übersetzung des Originaltextes von Meister Liu Han Wen -HuiGong- durch Ursula Stummvoll und Wang Li, November 1988*). Mi Chu ist ein Raum im Bereich des Unterbauches. Dieser umfasst den Punkt Hui Yin, der sich im Bereich des Dammes, in dessen Mitte, befindet, und reicht bis über die Höhe des Nabels nach oben. In diesem Raum, etwas unter dem Nabel und in der Tiefe des Bauchraumes befindet sich das Bauchzentrum, das eine große Rolle bei vielen Anteilen der ChanMiGong-Übungen spielt. Ist dieser Bereich Mi Chu spannungsfrei, so entsteht ein warmes Rieseln an den Vorder- und Innenseiten der Beine, der Damm bekommt ein warmes, durchblutetes Gefühl, das durchaus leichter sexueller Erregung gleichzusetzen ist.

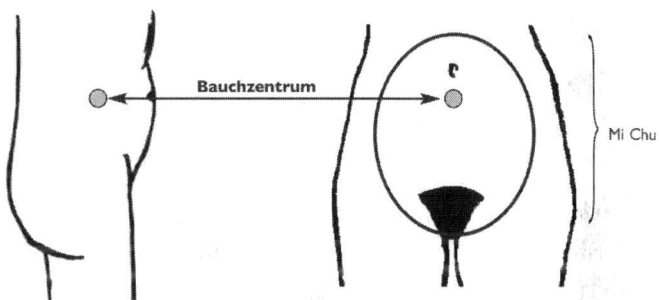

Wirkung aus westlicher Sicht: Im Bereich des Bauches befinden sich etwa ein Drittel so viele funktionierende Nervenverbindungen wie im Gehirn. Viele Emotionen rufen ein Gefühl im Bauchraum hervor, das dann über Nervenbahnen zum Gehirn geleitet wird, um dort analysiert zu werden. Angespannte Bauchdecke und tiefe Verspannungen im bindegewebigen Halteapparat des Darmes und der Bauchorgane verhindern diese Auswirkungen, beeinflussen aber auch die Funktion der inneren Organe. Eine Entspannung dieses Bereiches setzt auch die vegetativen Funktionen wieder in Gang.

Ein sanftes Lächeln breitet sich aus

Dieses Lächeln, kein „keep smile" und kein „cheese", taucht aus der Tiefe des Körpers auf und durchdringt die Person, tritt durch jede Pore nach außen und legt sich mit Stille über den Übenden wie eine schützende Aura.

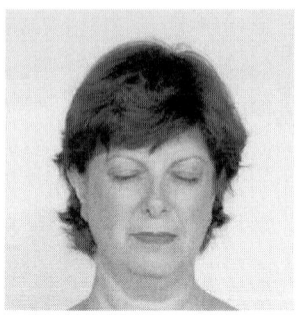

Wirkung aus westlicher Sicht: Ein grimmiges Gesicht ermöglicht keine Entspannung! Um grimmig zu schauen benötigen wir etwa 21 Gesichtsmuskeln, für ein Lächeln nur etwa sieben. Beim Lächeln entspannt sich auch der Muskel zwischen den Augenbrauen. Dies ist phylogenetisch (in der Entwicklung) der jüngste Muskel des Menschen, der über die Kopfhaut hin einen tonus- (spannungs-) bestimmenden Einfluss auf die gesamte Rückenmuskulatur und die rückwärtige Beinmuskulatur bis zu den Füßen hat. Die Entspannung dieses einen Muskels wirkt sich auf den gesamten Körper aus.

Viele der angeführten Punkte bedingen sich gegenseitig:

- Wenn der Bai Hui, der Scheitelpunkt, wirklich wie an einem seidenen Faden aufgehängt ist, ist die Lendenwirbelsäule auf alle Fälle entspannt.

- Wenn die drei Punkte wirklich übereinander liegen, ist automatisch das Gewicht 7/3 verteilt.

- Wenn die Wirbelsäule wirklich entspannt ist, liegen die drei Punkte übereinander, das Gewicht ist richtig verteilt und der Kopf schwebt über den Halswirbeln, als wäre er am Scheitelpunkt aufgehängt.

Weitere Einstimmung für die Übungen:

Hat man den richtigen Stand als Ausgangsbasis eingenommen, fährt man mit der Vorbereitung fort: Man richtet den Blick der hinteren Augen auf den obersten Halswirbel. Dabei stellt man sich vor, man hätte auf der Rückseite der Augäpfel nochmals Pupillen, die den Blick nach innen richten. Der Blick wandert die Wirbelsäule abwärts, Wirbel für Wirbel, bis wir über das Kreuzbein beim Steiß angekommen sind.

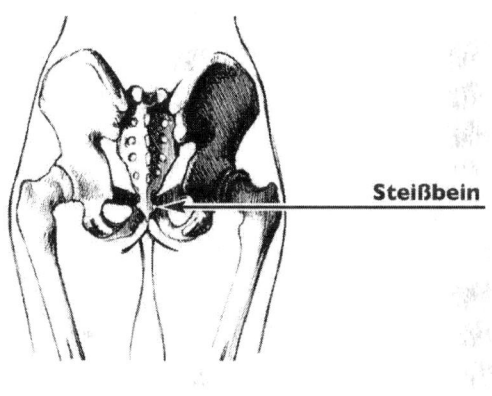

Die energetischen und psychologisch-geistigen Aspekte des Übens

Durch die Entspannung des gesamten Körpers findet auch der Atem leichter seinen Weg und wird zusehends tiefer und nährender. Zudem eröffnen sich uns bei entsprechender Entspannung gepaart mit absoluter Aufmerksamkeit, absolutem „anwesend sein" immer mehr die energetischen und geistigen Aspekte des Übens des ChanMiGong. Die Ruhe des Geistes, die ja inzwischen eine extrem wichtige Bedeutung in der heutigen, hektischen Zeit hat, stellt sich zunehmend schneller ein und geht nicht mehr so schnell wieder verloren. Wir werden sensibler für tiefe Prozesse innerhalb des Körpers und seiner Sinne. Die Emotionen können durch eine regelmäßige ChanMi-Praxis transformiert werden und wir lernen die emotionale Verfassung im Alltag leichter zu stabilisieren. Darüber hinaus entwickeln sich im Laufe der Übungsjahre Talente, außerordentliche Fähigkeiten, deren Nutzung nicht nur uns selbst hilft, sondern auch der Menschheit dienen kann. So können wir hellseherische oder auch heilerische Fähigkeit entwickeln, um nur zwei Beispiele zu benennen.

Insgesamt öffnen sich die Meridiane und viele wichtige Energiezentren und wir erlangen einen Zugang zu tiefsten geistig-seelischen Welten, die uns vorher verborgen und unzugänglich waren. Aus der alten Tradition des Qigong und der klassischen Medizin wissen wir, dass es letztlich um genau diese Ebenen des Mensch-Seins geht, die Welt des Qi und noch wichtiger die Welt des shen. Freuen wir uns also auf eine Entdeckungsreise durch unseren Körper, durch unsere Psyche, durch unseren Geist und unsere Seele hindurch in Sphären, die jenseits des Bekannten liegen. Bleiben wir neugierig wie ein Kind. Gierig auf diese neuen Welten, die sich auftun, wenn wir denn genügend und aufrichtig genug üben.

Zhu Ji Gong – Die Basisübungen

Zhu Ji Gong, die Basisübungen (davon gibt es vier Bewegungen), dienen in erster Linie dazu, das Qi des eigenen Körpers zu aktivieren und in Bewegung zu versetzen, damit es bei höheren Übungen genutzt werden kann.

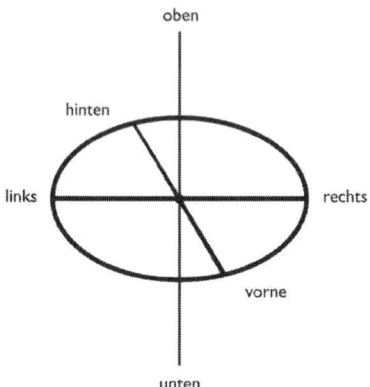

Die Basisübungen eins bis drei sind in ihrer Grundform im Wesentlichen Bewegungen der Wirbelsäule um jeweils eine der drei Körperachsen. Die vierte Basisbewegung schließt alle drei anderen Bewegungen zu einer vollständig neuen Form zusammen.

Erst wenn die Wirbelsäule in allen Richtungen frei schwingen und sich ohne Fixierungen zwischen den einzelnen Wirbeln, aber auch an den Gelenken zwischen Wirbeln und Rippen bewegen kann, kann das Qi frei zu fließen beginnen, um dann später im Körper willentlich gelenkt zu werden. Erst wenn wir dies beherrschen, können wir es zum eigenen, später auch zum Nutzen und zur Gesundung anderer, einsetzen.

So ist die Bewegung und die Beweglichkeit der Wirbelsäule bei allen ChanMiGong-Übungen Voraussetzung und muss als Grundlage gut beherrscht werden.

Ist das Qi durch die Bewegung angeregt, kann es durch den ganzen Körper fließen und so einen Ausgleich zwischen Yin und Yang herbeiführen.

Zu Beginn ist es nötig, die Bewegungen mit großem Bewegungsausschlag auszuführen. Auf diese Weise werden energetische und strukturelle Blockaden aufgelöst, Muskelverspannungen gelockert, sowie Verfestigungen und Fixierungen der kleinen und großen Wirbelgelenke wieder mobilisiert.

Die Bewegungen der Wirbelsäule und ihrer kleinen und großen Gelenke üben eine Zug-Druck-Wirkung auf die Zwischenwirbelscheiben, die Bandscheiben, aus. Diese Zug-Druck-Wirkung hat einen positiven Effekt auf die Elastizität der Knorpelscheiben, die sich durch den Bewegungsreiz wieder mit Flüssigkeit vollsaugen können. Sind sie elastisch, können sie ihre stoßpuffernde Funktion wieder besser erfüllen.

Bitte gestehen Sie sich die Zeit von einigen Wochen stetigen Übens zu, bis die gesamte Wirbelsäule mit ihren einzelnen Wirbeln wieder in unserer Vorstellung voll bewusst gemacht und jeder einzelne Abschnitt ganz beweglich geworden ist.

Anfangs gibt es in der Wirbelsäule oft knirschende, knarzende Geräusche, die anzeigen, dass das Gewebe aus seinem Gehaltensein aufwacht, sich lockert und wieder geschmeidiger wird. Das in den Blockaden festgehaltene Qi kommt wieder in Bewegung. Allerdings werden auch in und bei den Verspannungen und Blockaden abgelagerte Stoffwechsel-Schlacken freigesetzt und verursachen oft muskelkaterähnliche, diffuse, schwer zu lokalisierende Schmerzen, die eine gewisse Zeit andauern. Um dem entgegenzuwirken, hilft es, viel zu trinken, um die Schlacken auszuschwemmen. Am besten warmes Wasser.

Schon während der ersten Übungsstunden tauchen oft leicht angeschwollene Hände und Finger auf, die anzeigen, dass Qi in Bewegung versetzt wurde, aber noch nicht frei zirkulieren kann. Nach einigem Üben kommt es meist zu mehr oder minder starken Schmerzen im Fuß- und Fersen-Bereich, die anzeigen, dass das Qi bis in die Füße gelangt, und die im Bereich des Vorfußes befindlichen Brunnenpunkte (Niere 1/ Renalis 1 / Yongquan) in Aktivität versetzt und durchlässig für das Qi werden.

Nach längerer Übung und wenn bessere Koordination entstanden ist, wird das Bewegungsausmaß nach und nach verringert. Die Bewegungen werden feiner, kleiner, (ganz nach den Klassikern: *„Im Großen gibt es kein groß sein, im Kleinen gibt es kein klein sein". Groß und klein können einander abwechseln und durchdringen.*) und die Wirkung geht vom mehr Stofflichen, Materiellen, den Körper in seiner Substanz Betreffenden, fließend in den Bereich des Feinstofflichen über.

Um dies zu erreichen, muss die Bewegung

- **kontinuierlich** sein, keinesfalls abrupt;
- **rund** sein, nicht eckig;
- **weich,** nicht steif;
- **langsam,** nicht hektisch;
- **sanft,** nicht forciert.

In dieser Form ausgeführt steigern die Bewegungen der Wirbelsäule die Wirkung der Übungen.

Anfangs erreichen Sie dies nur durch kontinuierliches Üben, und jeder braucht eine unterschiedliche Zeitspanne, bis er Veränderungen wahrnehmen wird.

Die vier Basis-Bewegungen des ChanMiGong

1. „Yong Dong"

(*Yong* - die Raupe; *Dong* - die Bewegung; die Raupenbewegung)

Das Steißbein bewegt sich nach rückwärts, so weit es geht, das Kreuzbein kippt nach vorne und die Wirbelsäule folgt Wirbel für Wirbel nach, so dass sie sich bis hinauf zum obersten Halswirbel wölbt. Arme und Schultern hängen locker. Hinten angekommen, bewegt sich der Steiß wieder nach vorne zwischen den Händen hindurch, Kreuzbein und Wirbelsäule folgen nach, bis der Körper in einem Bogen nach hinten gebeugt ist. Nach und nach geht diese Hin- und Herbewegung in eine fließende Bewegung über, die einer durch den Körper fließenden Welle ähnelt.

Die Basis-Übungen des ChanMiGong

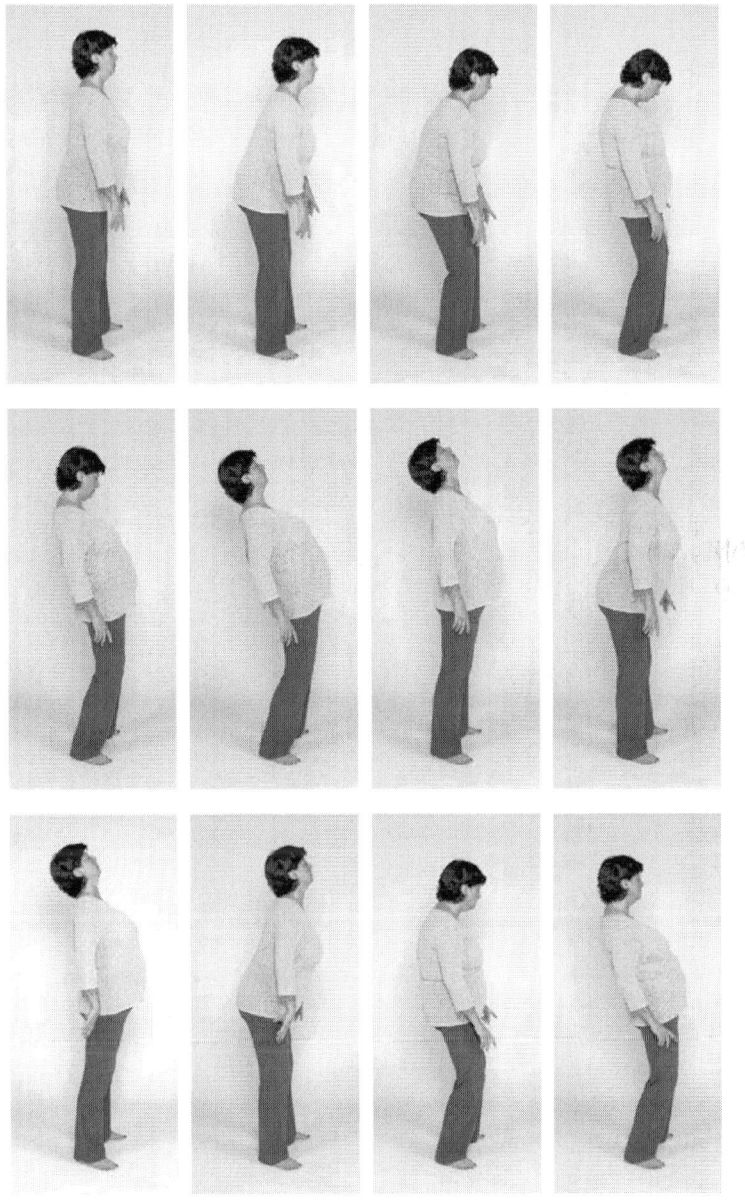

„Yong Dong"

2. „Bai Dong"

(*Bai* - seitwärts; *Dong* - die Bewegung; die Pendelbewegung)

Das Steißbein macht nun eine Bewegung zu einer Seite über ein Hüftgelenk hinweg, dabei werden wir feststellen, dass das Kreuzbein sich nun zur anderen Seite neigt, die Wirbelsäule neigt sich dann nach und nach ebenfalls zu dieser Gegenseite, bis die seitliche Biegung wieder die Halswirbelsäule erreicht hat. Nun wandert der Steiß zur Gegenseite und Kreuzbein und Wirbelsäule folgen zur Gegenseite nach. Die Bewegung fließt immer von unten nach oben und geht allmählich in eine schlängelnde Bewegung über, die wieder den Körper von unten nach oben durchläuft.

Die Basis-Übungen des ChanMiGong

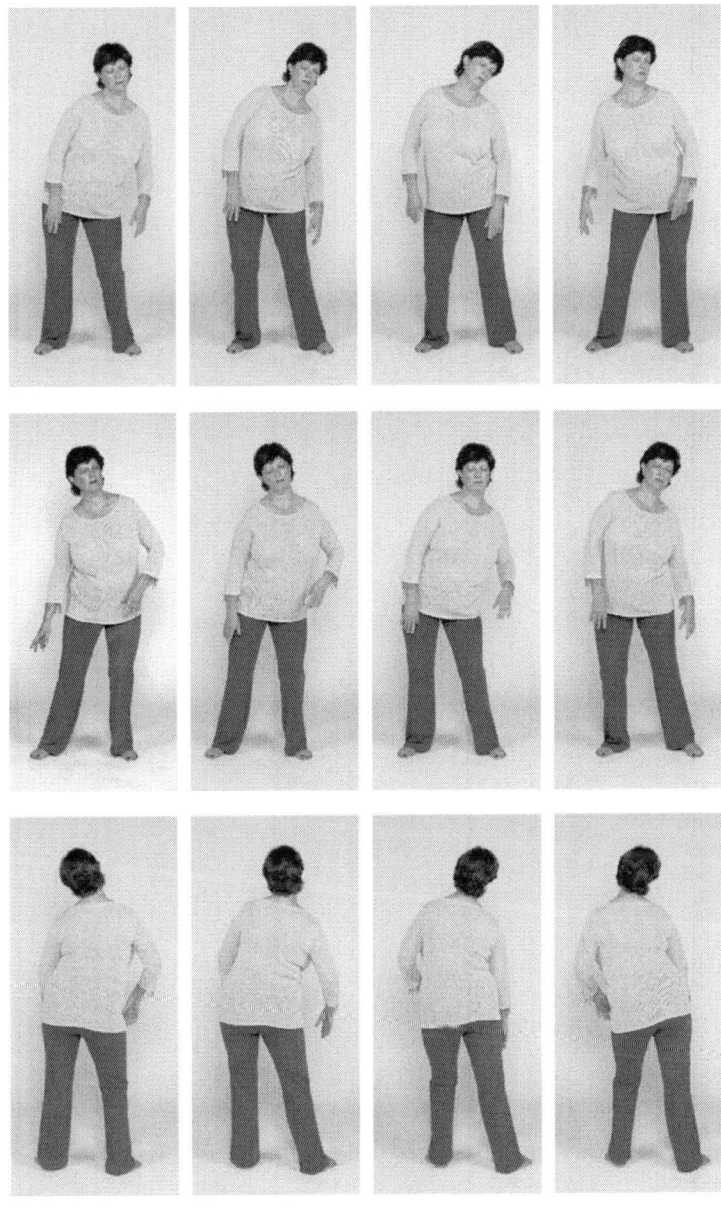

„Bai Dong"

3. „Niu Dong"

(*Niu* - das Drehen, das "Sich Wenden"; *Dong* - die Bewegung; die Drehbewegung)

Hier dreht sich nun der Steiß um die Längsachse zu einer Seite, nimmt das Kreuzbein und in der Folge Wirbel für Wirbel mit, bis die Drehung den obersten Halswirbel erreicht und auch der Kopf über die Schulter gewendet ist. Dann wendet sich das Steißbein zur anderen Richtung, und wieder folgen zuerst Kreuzbein, dann Wirbel für Wirbel nach. Der Kopf wendet sich als letzter Körperteil der neuen Richtung zu. Die Bewegung weitet sich zu einer Schraubbewegung aus, die jeweils von unten nach oben die gesamte Wirbelsäule durchläuft.

Die Basis-Übungen des ChanMiGong

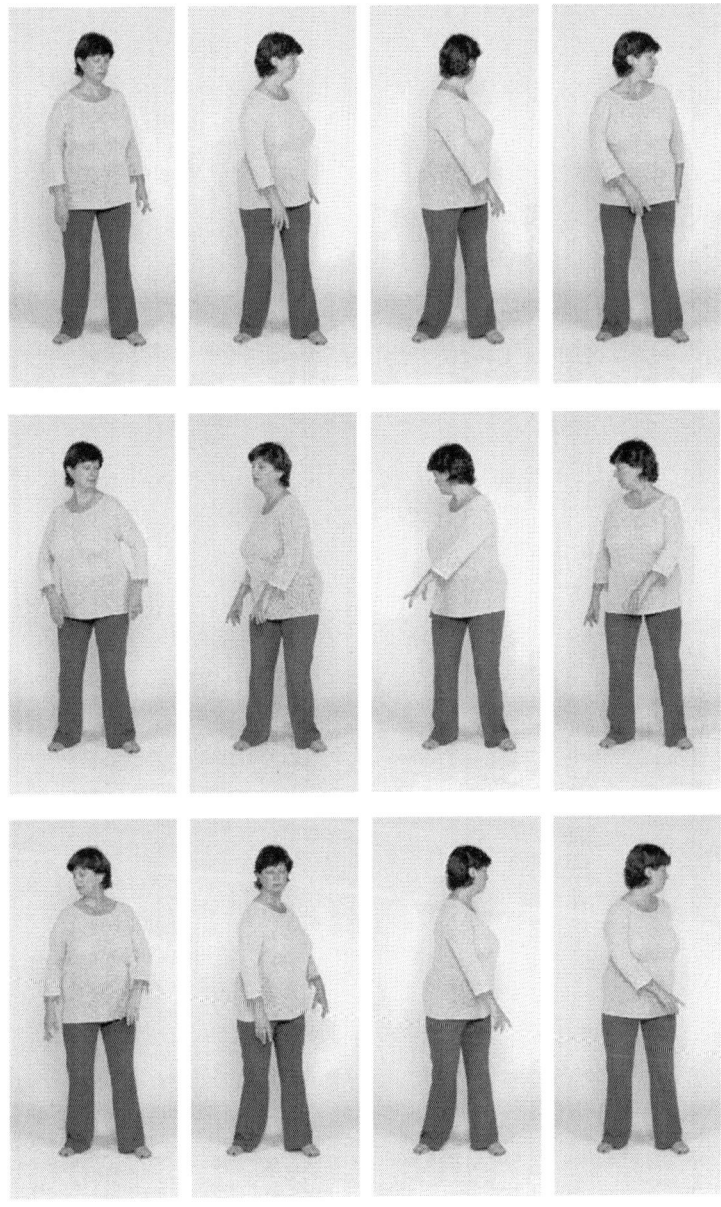

„Niu Dong"

4. „Ru Dong"

(*Ru* - sich winden, sich schlängeln, sich windend bewegen; *Dong* - die Bewegung; die harmonische, die natürliche Bewegung, die sich windende Bewegung)

Diese Bewegung setzt sich aus allen drei anderen Bewegungen zusammen. Das Steißbein beginnt sich immer in einer neuen Bewegungsform im immer neuen Wechsel nach vorne, hinten schräg, seitlich, drehend zu bewegen. Keine Richtung soll das Schwergewicht bekommen. Die Wirbelsäule folgt sich drehend, sich windend, sich neigend, sich schlängelnd in weichen Wellen bis oben zum Kopf nach.

Die Basis-Übungen des ChanMiGong

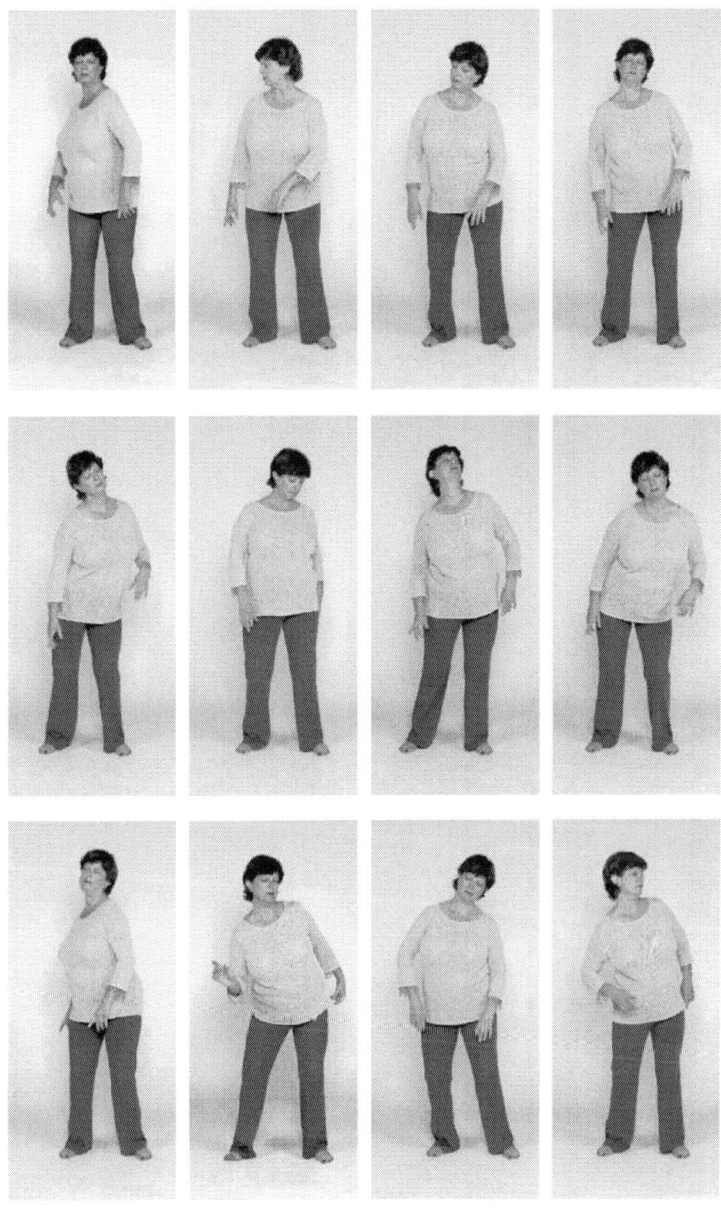

Nachdem die vier Bewegungen gut verstanden wurden, lenkt man die Aufmerksamkeit auf die einzelnen Bereiche der Wirbelsäule:

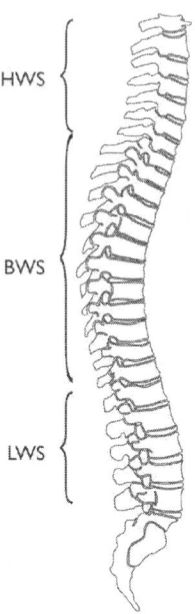

Anfangs wandert die Aufmerksamkeit en bloc vom Steißbein zum Kreuzbein, dann zur Lendenwirbelsäule, der unteren, der mittleren, der oberen Brustwirbelsäule, der Halswirbelsäule und Abschnitt für Abschnitt wieder zurück.

Dabei beobachtet man, wie der jeweilige Abschnitt durchbewegt wird.

Ziel ist es, nach und nach jeden einzelnen Wirbel wahrzunehmen und sich wieder bewusst zu machen.

Geübte können jeden einzelnen Wirbel unabhängig von den anderen bewegen.

Die Wirkung der Basisübungen

Aus Sicht der Chinesischen Medizin

Yong Dong, die Vorwärts- und Rückwärts-Welle, hat ihre Auswirkung auf alle Leitbahnen (Meridiane) der Körpervorderseite und -rückseite. Insbesondere werden von ihr die außerordentlichen Leitbahnen Dumai (Lenkergefäß; Sinarteria regens) auf dem Verlauf der Dornfortsätze der Wirbelsäule und Renmai (Dienergefäß; Sinarteria respondens) auf der Mittellinie der Körpervorderseite angeregt.

Bai Dong, die Seitwärts-Schlängelbewegung, regt besonders die Funktion der Blasenleitbahn, der Magenleitbahn, der Milz-Pankreas-Leitbahn, der Nierenleitbahn, der Gallenleitbahn und der Leitbahn der Leber an.

Niu Dong, die Drehbewegung, hat ihren Einfluss besonders auf Daimai (Gürtelmeridian). Diese Leitbahn umläuft gürtelartig den Körper oberhalb des Beckens. Sie hat keine eigenen Akupunkturpunkte, sondern kreuzt die Hauptleitbahnen durch je einen derer Punkte. Daimai dient dem allgemeinen Energieausgleich im Bereich der Körpermitte.

Ru Dong wirkt sich ausgleichend auf den gesamten Körper und die Akupunkturpunkte aus.

Beim Üben stellt sich nach einer gewissen Dauer von alleine ein anderer Bewusstseinszustand ein. Das Äußere tritt zurück, der Geist wird ruhiger, das Körpergefühl verändert sich. Man kann es mit einem leichten Trancezustand vergleichen.

Aus Sicht der westlichen Medizin

Wie wir gesehen haben, steht die Wirbelsäule bei den Basisbewegungen im Mittelpunkt.

Im normalen Alltag ist dieser Bereich meist mehr oder minder starken Belastungen ausgesetzt. Die meisten Menschen haben fixierte Abschnitte von oft mehreren Wirbeln, die zu Beschwerden führen. Die zugehörige Muskulatur ist angespannt und bildet oft Myogelosen (Muskelverhärtungen) aus.

Die Bewegungen der Wirbelsäule haben nun mobilisierende Wirkung auf alle zur Wirbelsäule gehörenden Strukturen. Wirbelgelenke und Rippen-Wirbelgelenke mit ihren zugehörigen Kapseln und Bändern werden in Bewegung gesetzt und so wieder geschmeidig gemacht. Die an der Wirbelsäule längs verlaufende Muskulatur wird sanft und ohne Anstrengung sowohl kon- als auch exzentrisch (Spannung zum Körper hin als auch vom Körper weg) belastet, wie es der physiologischen Belastung entspricht. Die weichen Zwischenwirbelscheiben, die Bandscheiben, werden einer abwechselnden Zug-Druck-Belastung unterworfen, was ihre Anreicherung mit Flüssigkeit unterstützt und sie so wieder geschmeidiger macht.

Die fließenden Bewegungen lassen eine Pumpwirkung auf die Rückenmarksflüssigkeit (Liquor) annehmen, die deren Zirkulation fördert.

Es ist uns aus der Sicht der westlichen Medizin vollkommen erklärlich, dass mit dem In-Bewegung-Versetzen der Wirbelsäule eine Auswirkung auf andere Bereiche des Körpers einhergeht. Umfängt der Wirbelkanal doch einen großen Teil des zentralen Nervensystems, die Nervenstränge des Rückenmarkes. Ich erlaube mir, eine Stimulierung dieses Bereiches des ZNS anzunehmen. Diese Stimulierung muss sich zwangsläufig auch auf die von dem entsprechenden Abschnitt der Wirbelsäule versorgten Bereiche des Körpers ausdehnen.

Das vegetative Nervensystem wird ebenfalls stimuliert, da viele ihrer Bahnen etwas vor der Wirbelsäule in der Tiefe des Rumpfes verlaufen.

Die proprioceptiven Nervenzellen aller Gelenke (sie melden dem Gehirn, in welcher Haltung sich das Gelenk befindet) werden durch den wechselnden Druck und die ständig sich verändernden Gelenkstellungen während der Übungen ständig stimuliert.

Alle großen Körpergelenke (bei den erweiterten Basisübungen auch alle kleinen) werden passiv bewegt, ohne zu starken Dehnreizen ausgesetzt zu sein.

Es geschieht eine Veränderung des psychischen und physiologischen Zustandes; man wird psychisch ruhiger, die Pulsrate verringert sich, der Blutdruck senkt sich.

Wärme breitet sich aus. Mancher gerät ins Schwitzen, Finger werden dicker, Geräusche im Unterbauch zeigen eine verstärkte Mobilität des Magen-Darm-Traktes an. Das Vegetativum wird aktiviert. Die nervliche Aktivität schlägt von sympathisch auf vermehrt parasympathisch um.

Die Abschlussbewegung; das Einsammeln von Qi „ShouGong"

Shou: entgegennehmen, aufnehmen, empfangen

Gong: die Bewegung

Jede Übung hat im ChanMiGong eine Einstimmung (das Einnehmen des Standes) und schließt in besonderer Form ab. Für jede Stufe der Übung gibt es besondere Abschlussbewegungen. Für das Üben des Zhu Ji Gong gibt es zwei Schlussbewegungen, die wir uns merken sollten.

1. Die einfache Abschlussbewegung

Nachdem wir die vier Basisbewegungen durchgeübt haben, richten wir die Aufmerksamkeit auf das Bauchzentrum (s.o. Mi Chu).

Die Hände legen sich auf dem Unterbauch, etwas unterhalb des Nabels, übereinander.

Männer legen erst die linke Hand auf dem Bauch, die rechte Hand darüber. Frauen legen zuerst die rechte Hand auf dem Bauch und die linke dann darüber. Dabei liegen die Lao-Gong-Punkte (etwa in der Mitte des Handtellers) übereinander.

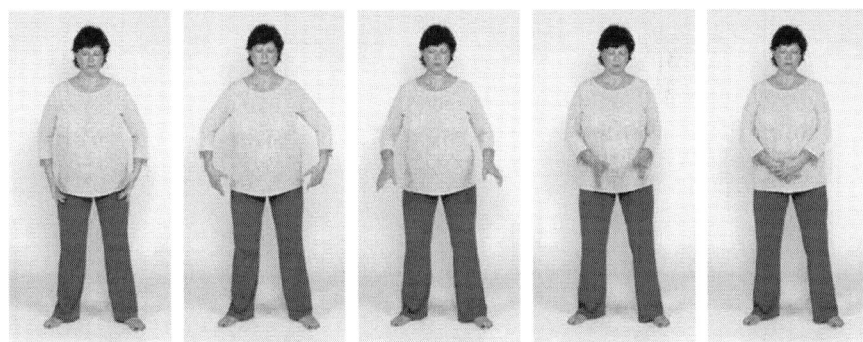

Die Vorstellung dabei: Im Bereich des Bauchzentrums befindet sich eine Kugel von ungefähr der Größe eines Golfballes. Von allen Seiten fließen dieser Kugel nun Lichtpunkte zu, die diese zum Leuchten bringen. Dann ziehen wir den Ball von seinem Durchmesser her allmählich zusammen, bis am Ende ein gleißender Lichtpunkt übrig bleibt.

Anfangs bleibt es lediglich bei dem vorgestellten Bild. Bis wir eine deutliche Wirkung des eingesammelten Qis verspüren, dauert es einige Zeit der Übung. Die Wirkung ist das Wahrnehmen von Licht, von Wärme, von Bewegung oder von allen drei Wahrnehmungen gemeinsam.

Diese einfache Abschlussbewegung machen wir anfangs, oder wenn wir nur kurz geübt haben.

2. Die große Abschlussbewegung

Die Hände steigen mit gerundeten Ellbogen langsam schräg seitlich vorne nach oben. (*Oft wird dies so unterrichtet, dass die Arme ganz seitlich nach oben steigen. Ich ziehe das Steigen schräg seitlich vorne vor, da die anatomischen Gegebenheiten der Schulter - das Os coracoideum, der Rabenschnabel - ein fließendes Steigen der Arme seitlich in horizontaler Höhe abbremsen.*)

Die Handteller sind dabei leicht nach oben gedreht. Mit den LaoGong-Punkten nehmen wir aus dem Umfeld Qi auf. Die Fingerspitzen treffen sich über dem Scheitel zu einem Dach. Die Hände werden langsam vorne abwärts gezogen; die Handteller nähern sich dabei langsam an, bis sie etwa vor der Stirn aneinander liegen. Vor der unteren Kehle trennen sich die Hände langsam wieder. Die Handteller weisen nach und nach zum Körper, die Fingerspitzen wenden sich abwärts.

Zwischen Händen und Körper ist Qi-Gefühl (als wäre Watte zwischen Händen und Körper). Der Abstand zwischen Händen und Körper ist etwa faustgroß.

Wir bewegen die Hände langsam abwärts bis zum Unterbauch. Dabei sind Hände, innerer Blick und Qi immer auf gleicher Höhe. Dann bewegen wir die Hände noch einmal in einem leichten Kreis nach außen und legen die Hände mit verschränkten Fingern und aneinanderliegenden Daumenspitzen (nicht Daumenbeeren) auf den Unterbauch vor dem Bauchzentrum.

Die Handkante der Kleinfingerseite liegt an der Bauchdecke an, die Handteller sind etwas nach vorne vom Bauch weggekippt.

Die Basis-Übungen des ChanMiGong

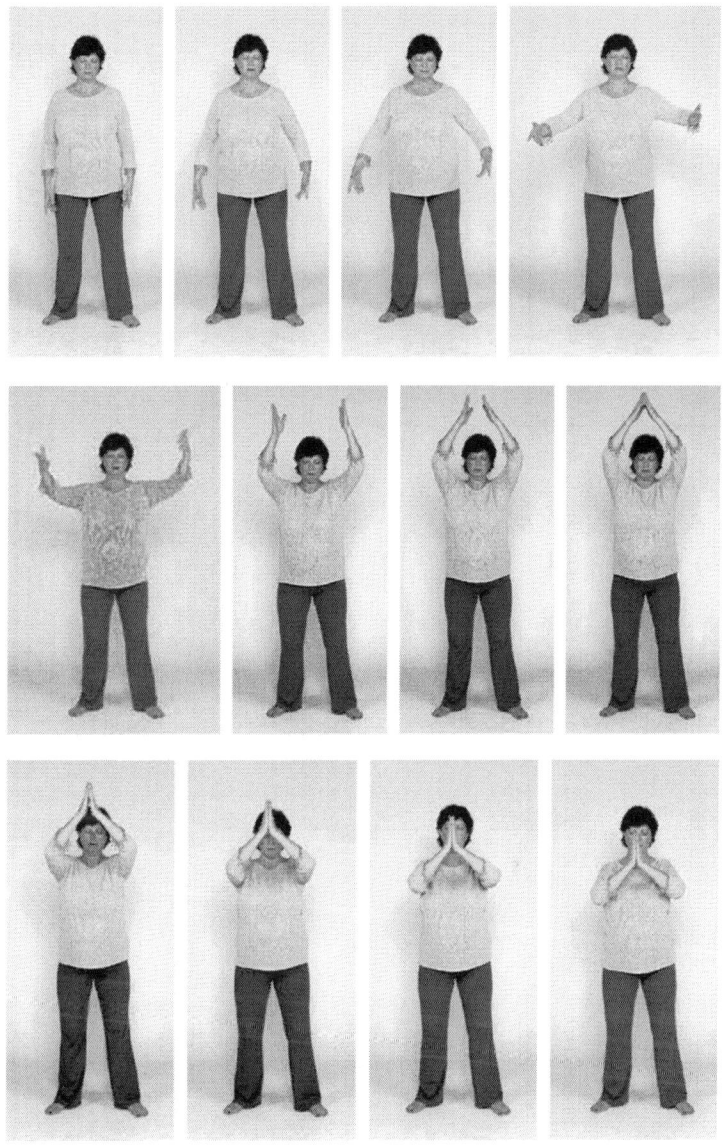

Basisübungen des ChanMiGong

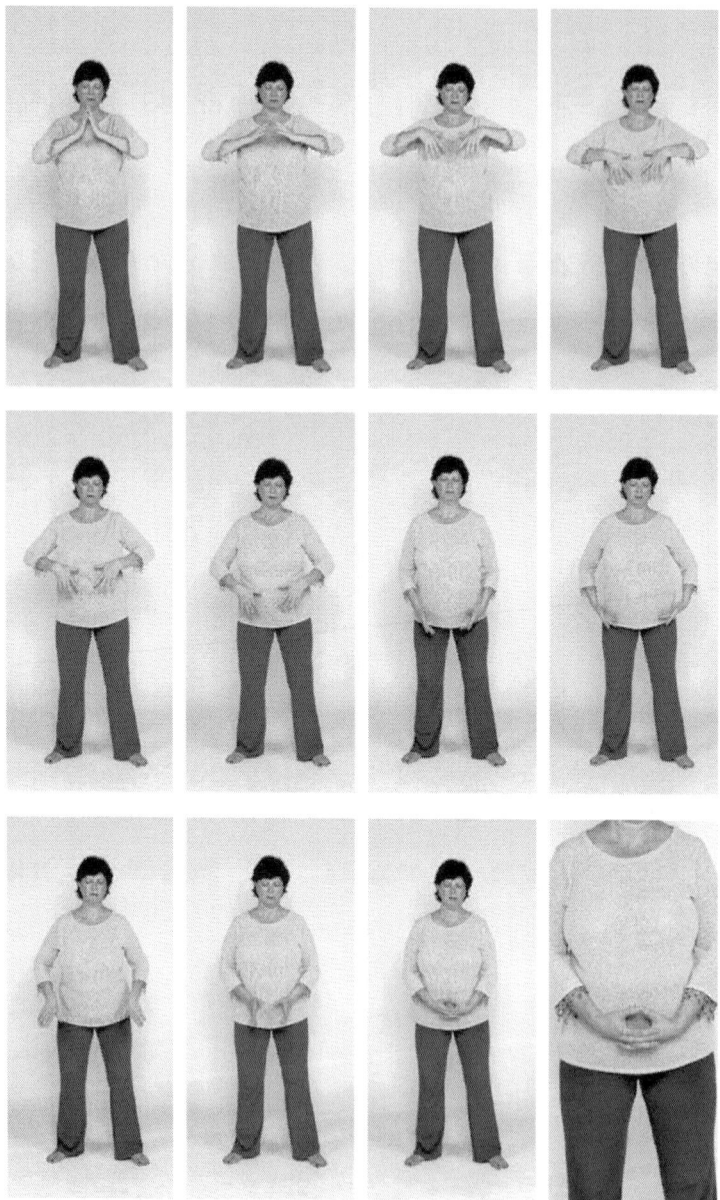

Die Vorstellung dabei: Von beiden LaoGong-Punkten ausgehend stellen wir uns Lichtstrahlen ähnlich Laserstrahlen vor, die zum Nabel scheinen. Die übrige Vorstellung ist die gleiche wie beim kleinen Abschluss.

Die große Abschlussbewegung begleitet uns bei vielen der höheren ChanMiGong-Übungen und sollte gut beherrscht werden. Bei einem höheren Übungsniveau wird sie begleitet von einem Gefühl der Dankbarkeit und des Erfolges beim Üben (doch dazu mehr an anderer Stelle).

Nachdem wir die Vorstellung einige Zeit haben wirken lassen, öffnen wir langsam die Augen und bewegen uns.

- Die Fersen Richtung Po bewegen.
- Einige Schritte nach rückwärts gehen.
- Die Hände und Finger rückwärts nach oben bewegen.
- Die Arme nach oben über den Kopf bewegen.
- Mit den Händen gut den Nierenbereich bis über das Kreuzbein reiben, bis Wärme entsteht.(Wir führen uns das in den Händen verbliebene Qi, die Wärme, nochmals zu.)

Nun haben Sie den Ablauf der Basisübungen, die den höheren Übungen des ChanMiGong als Grundlage dienen, kennen gelernt. Wenn Sie es schaffen, sich täglich die Zeit von etwa 30 Minuten zu gönnen und zu üben, werden Sie bald einen Erfolg verspüren und erste positive Veränderungen ihres allgemeinen Gesundheitszustandes wahrnehmen.

Wann und wie soll ich üben?

Beim ChanMiGong gibt es, anders als bei vielen anderen Qigong-Formen, keine direkten Anweisungen, wann es am besten zu üben gilt.

Trotzdem gibt es ein paar Richtlinien:

- Am besten übt man morgens. In China bei Meister Liu Han Wen üben wir morgens um 6 Uhr. Wer dann jedoch keine Zeit hat, der kann zu jede anderen Tageszeit üben. Hauptsache wir üben.

- Auch nach dem Arbeitsalltag hat sich das Üben bewährt. Allerdings bringt ein Praktizieren dieser aktiven Übungen unmittelbar vor dem Schlafengehen eher Schwierigkeiten beim Einschlafen oder unruhigen Schlaf. Also sollte zwischen dem Üben der Basisübungen und der Nachtruhe mindestens eine Stunde liegen, wie ich selbst erfahren habe.

- Sie sollten sich einen angenehmen und ruhigen Platz, an dem Sie nicht gestört werden, suchen. Gerne unter freiem Himmel, wie es auch oft in China praktiziert wird.

- Massive Wettereinflüsse, wie Wind, Feuchtigkeit oder extreme Temperaturen, sollten Sie meiden.

- Zuschauer haben sich nicht bewährt, da Sie sich dem Wunsch nach Erklärung aussetzen oder gar Spott ernten.

- Immer die Einstimmung (Standübung) und Abschluss-Shou-Gong-Bewegung praktizieren.

- In der Gruppe mit mehreren unter Anleitung zu üben, bringt einen schnelleren Erfolg!

Schwierigkeiten: Und wie gehe ich damit um?

Es wird Zeiten geben, in denen Ihnen das Üben ganz leicht fällt und Sie sich an den Fortschritten freuen können. Ich wünsche Ihnen viele davon!

Aber es gibt auch andere Zeiten, da fällt das Üben schwer. Man hat das Gefühl, es geht nicht vorwärts, ja, das bisherige Üben hat überhaupt nichts gebracht. Man macht alles verkehrt, man weiß nicht mehr, ob man es richtig macht. Das ist vollkommen normal, und hier heißt es dann „Bitteres essen" und weiter üben, stetig und unverdrossen.

Oft steht in diesem Fall ein neuer Übungserfolg bevor! Also unverdrossen! Weiter üben! Morgen kann schon alles anders sein. Und eigentlich ist es sowieso nie gleich!

- **Sie werden beim Üben gestört, unterbrochen:**
  - Auf alle Fälle den kleinen Abschluss machen und einsammeln. Sonst bleibt eine Irritation, die einige Zeit anhalten kann. Man fühlt sich vernebelt, nicht ganz bei der Sache, ist ermüdet oder aufgeregt und nervös.

- **Sie fühlen eine beginnende plötzliche Krankheit im Körper (etwa eine Erkältung oder den Anflug von Kopfschmerz).**
  - Hier sollten Sie üben, es sei denn, Sie fühlen während des Übens, dass es Ihnen zunehmend schlechter geht. Dann brechen Sie ab. Abschluss nicht vergessen!

- Das Üben kann dann im guten Fall das Unwohlgefühl nach außen treiben, im schlechteren Fall beschleunigt es den Ausbruch der Krankheit, etwa einer Grippe, und diese wird schneller bewältigt.
- Allerdings kann es ratsam sein, einen Arzt zu Rate zu ziehen.

- **Sie sind bereits krank.**
  - Jetzt üben Sie besser nicht. Ihr Körper will sich in Ruhe regenerieren.

- **Während des Übens treten Schmerzen auf.**
  - Es kann sein, dass jetzt Qi in Fluss kommt, aber dieser ist blockiert durch eine Verspannung oder eine Blockade im Leitbahnsystem. Hier sollte man mit der Übung fortfahren.
  - Bleiben allerdings die Schmerzen über mehrere Tage bestehen, kann es geraten sein, einen kompetenten Arzt oder Therapeuten aufzusuchen. Auch ein fähiger ChanMiGong-Lehrer kann Ihnen Tipps geben, wie Sie damit umgehen.
  - Eine Erstverschlechterung chronischer Beschwerden ist bekannt.

- **Sie verspüren eine anhaltende Erregung bis hin zu aggressiven Stimmungen.**
  - Dies ist ein Zeichen, dass Qi in Fluss kommt und sollte sich nach einigen Übungseinheiten wieder geben.
  - Sonst: Rat bei einem kompetenten Lehrer einholen.

- **Finger, Hände, Beine sind auch nach der Übung noch gestaut und geschwollen.**
  - Gratulation! Qi kommt in Fluss, kann aber noch nicht frei im Leitbahnsystem zirkulieren. Bitte weiter üben!
- **Nach den Übungen fühlen Sie sich spacy, nicht ganz da, etwas weggetreten oder müde.**
  - Sie haben nicht gut genug eingesammelt.
  - Hier sollten Sie nochmals die Abschlussübung mit besonderer Aufmerksamkeit wiederholen.
  - Auf alle Fälle sollten Sie sich bei auftretenden Schwierigkeiten mit Ihrem Lehrer unterhalten. Ist er gut genug geschult und hat er genug eigene Erfahrung, wird er Ihnen mit wenigen Tipps ganz schnell weiterhelfen können.

ERWEITERTES ZHU JI GONG – DIE ERWEITERTEN BASISÜBUNGEN

Sie haben einige Zeit geübt (nach Person und Konstitution unterschiedlich, aber immer etwa 3 Monate konstanten Übens, es sei denn, Sie sind ein ChanMiGong-Überflieger), dann können Sie mit diesen erweiterten Basisübungen beginnen.

1. Das Waschen der Wirbelsäule

Dies ist die erste Übung, die das aktivierte Qi innerhalb des Körpers leitet.

Um das Qi in Bewegung zu versetzen, benützen wir die Vorstellung von Licht, das dann bei erfolgreicher Übung das Qi mit sich zieht.

- Sie beginnen mit dem Stand (s.o.)
- Nachdem Sie entspannt haben und die Aufmerksamkeit beim Steißbein angekommen ist, stellen Sie sich am Steißbein einen Lichtpunkt vor.
- Diesen Lichtpunkt leiten Sie mit der Bewegung und Ihrer Aufmerksamkeit Wirbel für Wirbel die Wirbelsäule aufwärts, bis Sie beim obersten Halswirbel und dem Kopfloch angekommen sind (keinesfalls die Aufmerksamkeit über die Öffnung des Hinterkopfes hinausleiten). Das Licht breitet sich immer mehr in die Wirbelsäule aus.
- Nun betrachten Sie die gesamte mit Licht gefüllte Wirbelsäule und die von ihr versorgten Organe.
- Nun wird mehrmals das Licht im Wirbelkanal mit dem Ausatmen abwärts geleitet.
- Mit dem Einatmen lenken Sie das Licht wieder aufwärts bis zum Kopfloch.

- Einmal nach unten und wieder nach oben ist ein Durchgang. Männer üben 3, 6, 9 bis maximal 36 Mal, Frauen 2, 4, 6, bis maximal 24 Mal.
- Nachdem das Licht wieder oben in der Wirbelsäule angelangt ist, leitet die Aufmerksamkeit dieses wieder Wirbel für Wirbel nach unten zurück bis zum Steißbein.
- Die Übung mit der Abschlussbewegung beenden.

Die Wirbelsäulenbewegung wird über die ganze Übungszeit von Beginn bis zum Abschluss durchgeführt.

Anfangs fällt das schnelle nach unten und oben Leiten in Verbindung mit dem Atem schwer. Es genügt, wenn Sie das Licht nur Wirbel für Wirbel nach oben bis zum Kopfloch leiten, dann die gesamte erleuchtete Wirbelsäule einige Zeit beobachten, um das Licht sich dann wieder nach und nach zum Steißbein zurückziehen zu lassen.

Allerdings ist es angeraten, diese Übung von einem Lehrer, der darin Erfahrung hat, zu erlernen. Es ist sehr schwer, diesen Ablauf ganz klar mit Worten zu erläutern.

Wirkung der erweiterten Basisübung „Die Wirbelsäule waschen"

Aus Sicht der Chinesischen Medizin

Diese Übung gleicht die Yin- und die Yang-Energie in Ihrer Wirbelsäule aus. Über die versorgenden Nerven und Leitbahnen (Meridiane) erreicht dieser Ausgleich ebenfalls die inneren Organe.

Aus Sicht der westlichen Medizin

Durch die Konzentration auf das Hochziehen der Energie vertieft sich, wenn die Übung richtig ausgeführt wird, der Atem.

Die Konzentration auf den Rückenmarkskanal dürfte die Erregungsfähigkeit der dort angesprochenen Nervenverbindungen anregen. Ich wage es hier, dies anzunehmen!

2. Nei Wai Xiang He - Innere und äußere Bewegung koordinieren

- Wie auch vorher beginnen Sie mit dem Stand und mit einer der Grundbewegungen.
- Die Wirbelsäule führt die Bewegung an. Durch diese Bewegung kommen alle Organe, alle Knochen und Gelenke des Skelettes in Bewegung, bis hin in die Spitzen der Finger und der Zehen. Jede Zelle bewegt sich.
- Innen beginnt die Bewegung, setzt sich nach außen fort, durch den gesamten Körper und über den Körper hinaus. Immer weiter bis an die Grenzen des Universums, und dieses ist ohne Grenzen.
- Die Arme bewegen sich in Fortsetzung der Wirbelsäulenbewegungen in größerem Ausmaß.

Yong Dong: Als Fortsetzung der Welle der Wirbelsäule bewegen sich die Arme ebenfalls wellenförmig bis über den Kopf hinaus.

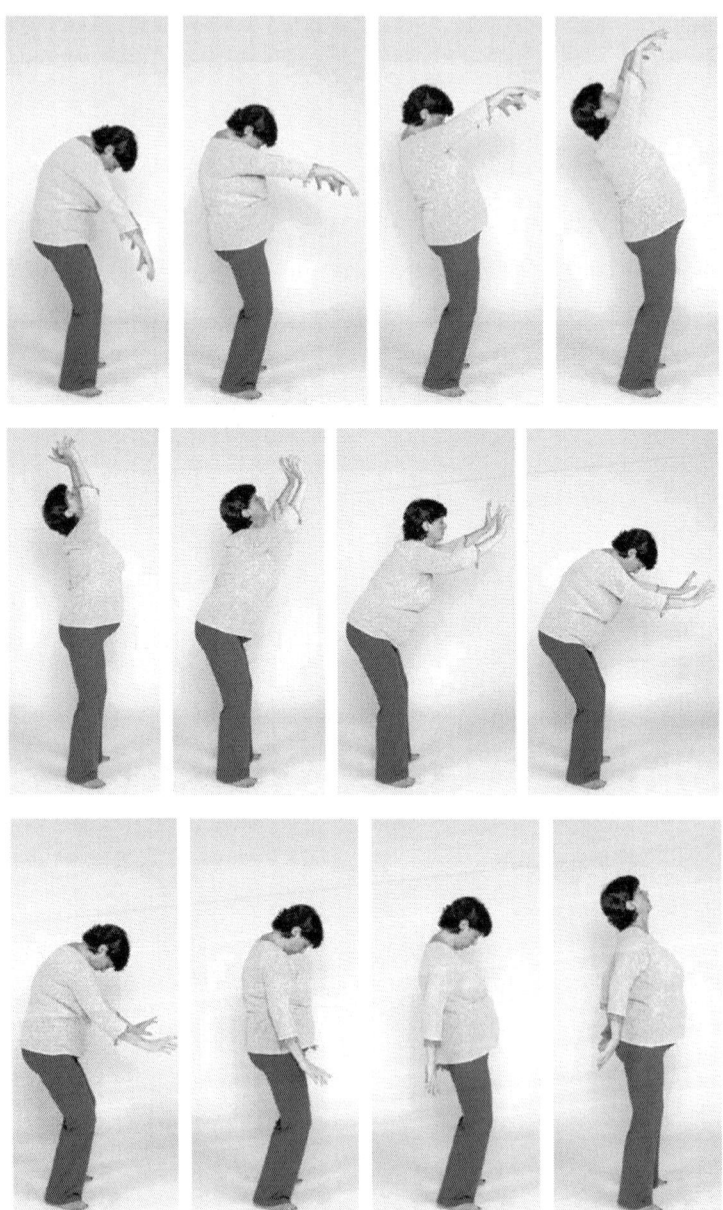

Bai Dong: Wie bei Yong Dong setzen die Arme die seitliche Welle nach oben hin fort.

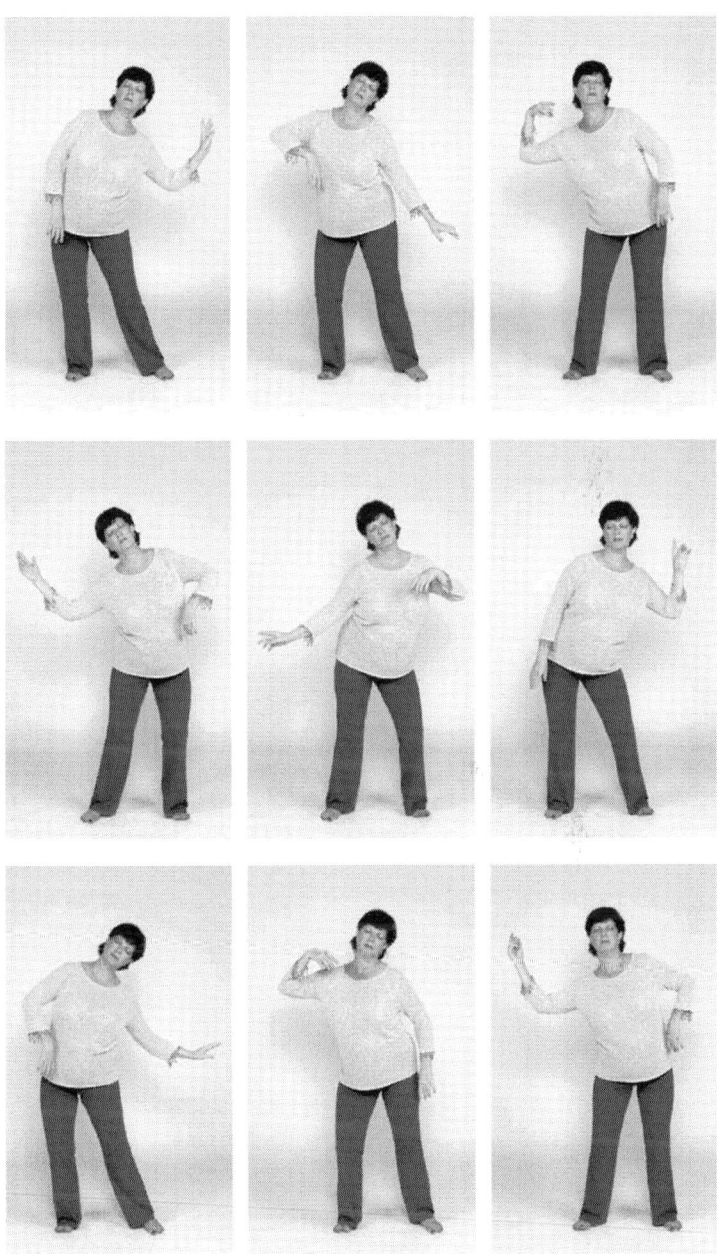

Basisübungen des ChanMiGong

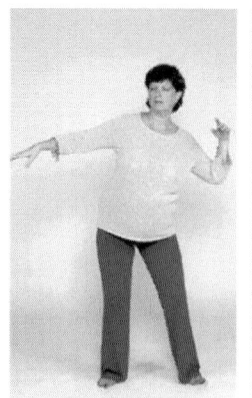
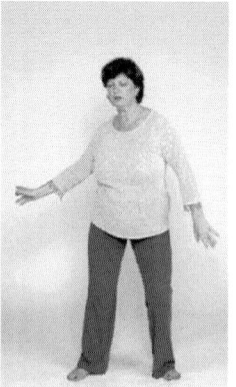
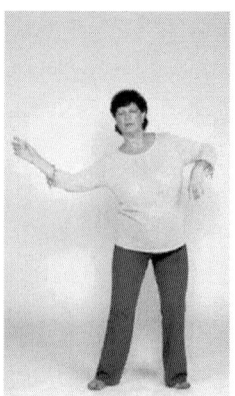

Niu Dong: Arme, nicht ganz ausgestreckt, folgen der Drehbewegung des Körpers.

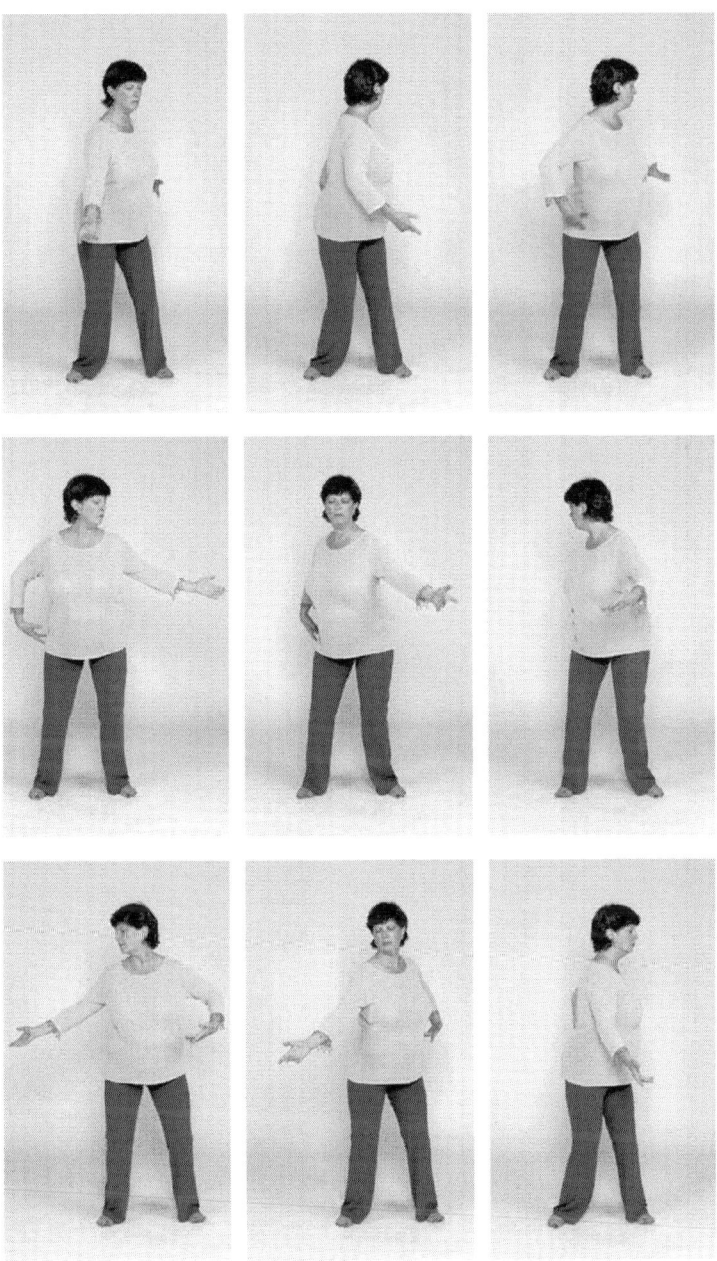

Ru Dong: Arme folgen der vielfältigen Bewegung der Wirbelsäule.

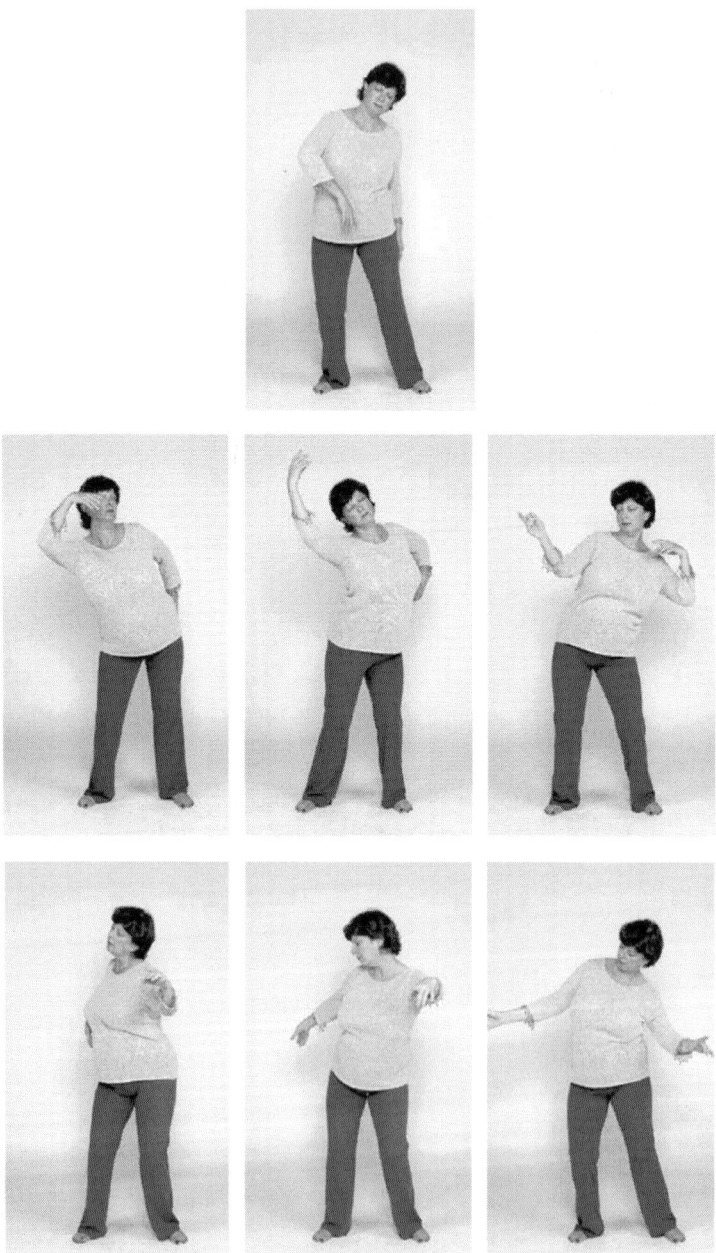

Erweitertes Zhu Ji Gong – Die erweiterten Basisübungen

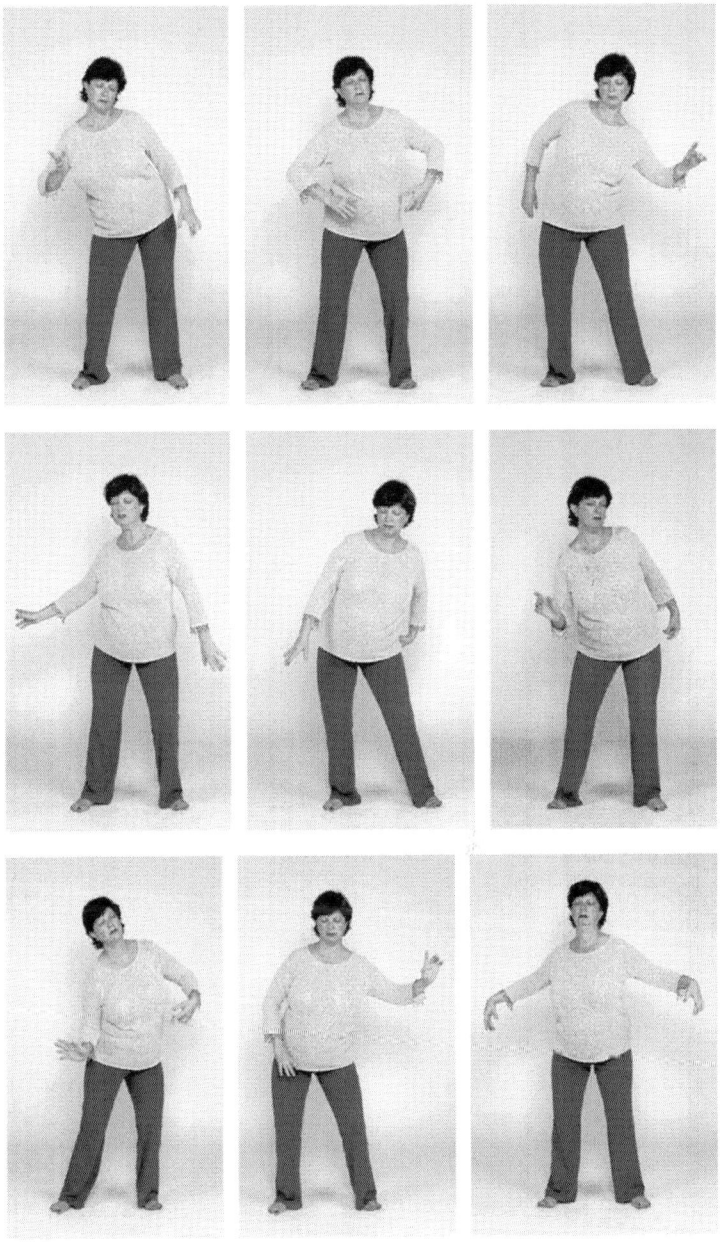

Dabei hilft die Vorstellung, an den Fingerspitzen lange Bänder befestigt zu haben, die die Bewegung bis in die Weite hinaus fortführen.

Wichtig ist es dabei, die Arme keine Eigenbewegungen machen zu lassen, und seien diese noch so ästhetisch. Es ist immer die Wirbelsäule, die die Bewegung anleitet, die Arme folgen lediglich. Ein guter Lehrer des ChanMiGong kann sehen, ob wir lediglich Gymnastik machen, oder wirklich der Bewegung des Qi folgen.

Eine unabdingbare Voraussetzung für die korrekte Ausführung ist eine vollständige Durchlässigkeit der großen Gelenke.

Bitte bedenken Sie, dass man Qigong nicht aus Büchern lernen kann. Gerade bei diesen letzten Übungen trifft dies in besonderem Maße zu.

Wirkung der erweiterten Basisübung „Innere und äußere Bewegung koordinieren"

Aus Sicht der Chinesischen Medizin

Diese Übung verbindet den Innenraum des Körpers mit dem Außenraum. Der Übende erfährt seinen Körper als grenzenlos, als eins mit dem Raum, mit den Energien.

„Im Menschen ist Qi" (Qi zai ren zhong)

„Der Mensch ist im Qi" (Ren zai Qi zhong)

„Innen ist Qi; außen ist Qi" (Nei Qi, wai Qi)

„Innen und außen das Gleiche" oder auch

„Innen und außen sind eins" (nei wai he yi)

Sie können spüren, wie das Qi nun durch den gesamten Körper und über den Körper hinaus fließt. Eine innere Ruhe kehrt ein und wir erleben, dass in der Bewegung Ruhe entsteht. Wir befinden uns am Übergang der ersten Ebene „Jing" zur zweiten Ebene „Qi".

Aus Sicht der westlichen Medizin

Anatomisch:

- Durch das Erweitern der Bewegungen nach außen werden alle Gelenke des Körpers weich durchgearbeitet. Dies hat eine Auswirkung positiver Art auf alle Muskeln, Gelenke und Nerven (s. o.).
- Wir schulen Geschmeidigkeit und Koordination der Bewegung.
- Die Durchblutung bis in die Peripherie wird erhöht.
- Der Herzschlag verlangsamt sich.
- Der Atem vertieft sich und die Atemfrequenz sinkt. Durch die größere Atemtiefe wird das Blut mit Sauerstoff angereichert.
- Koordination der beiden Gehirnhälften.

Psychisch:

- Die Konzentration auf das Geschehen und die Bewegung bindet unsere Gedanken und dämmt so deren ständige Flut ein.
- Probleme treten für diese Zeit in den Hintergrund.
- Innere Ruhe kann entstehen.

SCHLUSSWORT

Sie haben Lust bekommen, die Übungen zu erlernen, vielleicht auch tiefer einzusteigen in die Welt des ChanMiGong?

Wenn es mir gelungen ist, Sie anzuregen, selbst zu üben, so freut mich das außerordentlich. Regelmäßiges Üben bringt sie in die Tiefe. Auch die Anleitung eines Lehrers ist nicht zu unterschätzen. Wobei Sie dieser Lehrer, genau wie ich, nur soweit einführen kann, wie er die Übungen selbst erfahren und erkannt hat.

Fragen Sie immer nach der Qualifikation des Lehrers und nach der Dauer seiner Übungspraxis. So können Sie Vertrauen fassen zu Lehrer und Methode. Achten Sie auf die zwischenmenschliche Qualität zwischen Ihnen und dem Lehrer; die „Chemie" muss stimmen, damit Sie einen Erfolg verzeichnen können. Ja, und neugierig müssen Sie sein, immer wieder, um Neues entdecken zu können. Leider sind wir hier im Westen gewohnt, das Ergebnis vor der Praxis kennen zu wollen. Dem habe ich hier versucht, in gewisser Weise Rechnung zu tragen. Aber die wirkliche Erfahrung erschließt sich erst durch fortwährende Praxis, sie ist in trockenen Worten nur bedingt auszudrücken.

Aber auf diese Ergebnisse, das verspreche ich, können Sie sich freuen!

Eine gewisse Skepsis wünsche ich Ihnen. Oft werden viele Versprechungen über die Auswirkungen des Qigong gemacht, die sich in metaphysischen Bereichen bewegen. Glauben Sie zuerst mal keinem. Auch mir nicht. Sondern beginnen Sie Schritt für Schritt mit der Übung, machen Sie Ihre eigenen Erfahrungen damit und schauen Sie, ob sich die Ankündigungen dann bestätigen. Immer, wenn ich dachte: „Na ja, schaug´n ma mal, dann seh´ma scho!", fand ich, dass vieles tatsächlich auch für mich erfahrbar wurde.

Und so wünsche ich Ihnen viel Spaß, viel Neugierde, viele Erfahrungen. Und vor allem eine bessere Gesundheit.

WEITERFÜHRENDES

Joachim Stuhlmacher

Joachim Stuhlmacher, Jahrgang 1961, beschäftigt sich seit fast 30 Jahren mit Entspannungs- und Bewegungssystemen aus dem Fernen Osten. Seit fast 25 Jahren leitet er Seminare auf diesem Gebiet. Er ist regelmäßig zu Studienzwecken in China und den USA und hat verschiedene Ausbildungen in Qigong, Taijiquan und Klassischer Chinesischer Medizin (KCM) mit Erfolg absolviert. Er ist anerkannter Qi-Heiler© und arbeitet als Ausbilder im eigenen Dao-Zentrum, als Therapeut und Heiler, Autor und Dozent.

Infos unter www.stuhlmacher-joachim.de

E-Mail: info@stuhlmacher-joachim.de

Bibliographie

Schumann, Hans Wolfgang: „Buddhismus - Stifter, Schulen und Systeme" und „Mahayana-Buddhismus", beides im Diederichs Verlag, Gelbe Reihe

Herausgeber Maoshing Ni: „Der Gelbe Kaiser" und „Lexikon der östlichen Weisheitslehren", beides O. W. Barth Verlag

Prof. Dr. Porkert, Manfred: „Die chinesische Medizin", Econ Verlag

Wei Yuanping - Deng Zi: „Medizinisches Qigong", Verlag f. Ganzheitl. Medizin Dr. Wühr GmbH

Kubny, Manfred: „Qi - Lebenskraftkonzepte in China", Haug-Verlag

Blofeld, John: „Eine Reise von zehntausend Meilen"

AUCH VON LOTUS-PRESS

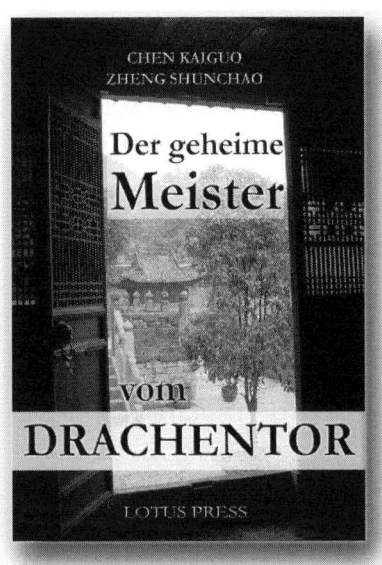

Chen Kaiguo, Zheng Shunchao
Der geheime Meister vom Drachentor

Inmitten der Wirren der Kulturrevolution, die Zehntausenden von Taoisten den Tod bringt, wird der junge Wang Liping von drei daoistischen Meistern zum größten Heiler, Schamanen und Magier Chinas ausgebildet. Dieses Buch erzählt die dramatische Lebensgeschichte Wang Lipings (geb. 1949), des Linienhalters der legendären Drachentorschule des Daoismus. Ein einzigartiger Einblick in die geheime Meisterschulung - spannend wie ein Roman, reich an Wissen und Weisheit.

ISBN
- Paperback: 978-3-935367-47-9

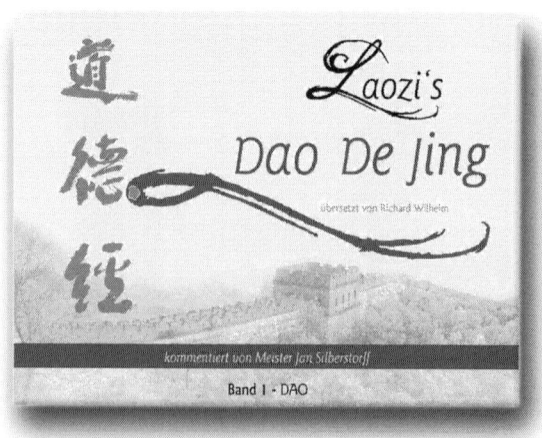

Jan Silberstorff
Laozi's Dao de Jing

Das „Dao De Jing" (alte Schreibweise:Tao Te King) ist Weltliteratur. Geschrieben vom „Alten Meister Laozi", ist es eines der ältesten und bekanntesten Bücher dieser Erde. Und obwohl es dutzende Übersetzungen und auch Kommentare dazu gibt, ist dieser Kommentar von Meister Jan Silberstorff doch vollständig anders, denn er entspringt einer gelebten Erfahrung, keiner intellektuellen Überlegung. Er ist ein Brückenschlag zwischen Ost und West, zwischen Herz und Verstand und zwischen Theorie und Praxis.

ISBN Band 1 - DAO
- Hardcover: 978-3-935367-03-5
- eBook: 978-3-935367-83-7
- eBook Kindle: 978-3-935367-78-3

ISBN Band 2 - DE
- Hardcover: 978-3-935367-20-2
- eBook: 978-3-935367-95-0
- eBook Kindle: 978-3-935367-94-3

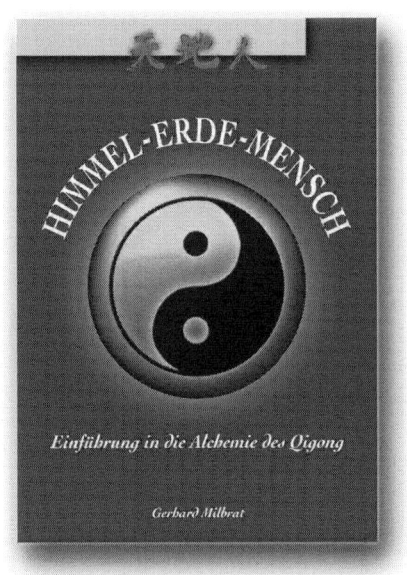

Gerhard Milbrat
Himmel-Erde-Mensch: Einführung in die Alchemie des Qigong

Eine Einführung ins Qigong, die für jeden Übungslevel das Richtige bietet.

Die Verknüpfung der vorgestellten Übungen mit den acht Stufen der inneren Alchemie ermöglicht auch dem Geübten weitere vertiefende Einsichten. Ein empfehlenswerter Brückenschlag von den traditionellen östlichen Lehren und Praktiken zum modernen westlichen Menschen mit großen praktischen Nutzen für den Alltag.

ISBN
- Paperback: 978-3-935367-70-7

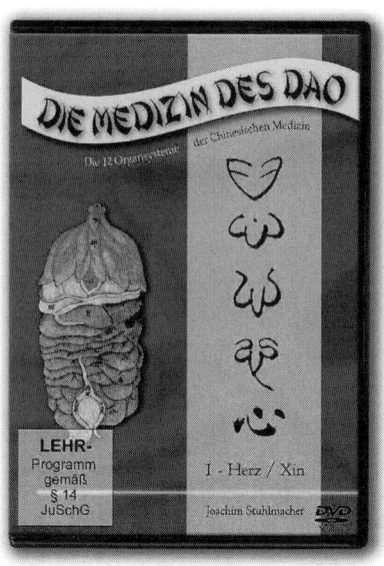

Joachim Stuhlmacher
Die Medizin des Dao - Die 12 Organsysteme der Chinesischen Medizin 1: Herz / Xin

Auf der ersten DVD (inkl. Begleitbuch) beschreibt der Autor den spirituellen Hintergrund der Klassischen Chinesischen Medizin und schafft es, dieses Wissen auf unsere heutige westliche Welt zu übertragen. Das 1. Organsystem Herz/Xin wird detailliert mit seinen Funktionen und insbesondere in seiner psychologisch-geistigen Ebene erläutert. Erstmals in deutscher Sprache wird hier tiefgreifendes antikes Wissen in moderner Form für den westlichen Menschen nachvollziehbar und verständlich aufbereitet.

ISBN
- DVD mit Begleitbuch: 978-3-935367-05-9 (auch als VideoOnDemand erhältlich)
- Paperback: 978-3-935367-23-3

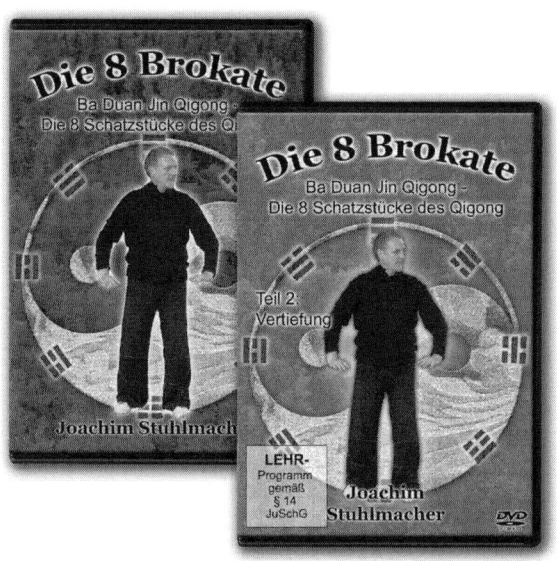

Joachim Stuhlmacher
Die 8 Brokate

Die 8-Brokate-Methode des Qigong gibt es bereits seit mehr als 1200 Jahren. Diese Übungen sprechen alle Organe an.

Wer nur für eine Qigongreihe täglich Zeit hat und dennoch das gesamte Wirkspektrum des Qigong erfahren möchte, der liegt bei den Brokaten genau richtig.

Im zweiten Teil geht es unter anderem um die Vertiefung der körperlichen Aspekte beim Üben der 8 Brokate und die Vorstellung von Methoden und Tricks, tiefer in die Entspannung zu kommen.

ISBN
- DVD 1: 978-3935367-39-4 (auch als VideoOnDemand erhältlich)
- DVD 2: 978-3935367-76-9 (auch als VideoOnDemand erhältlich)

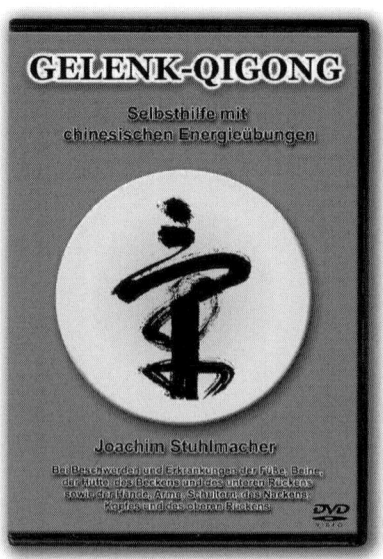

Joachim Stuhlmacher
Gelenk-Qigong - Selbsthilfe mit chinesischen Energieübungen

Die Übungen, die auf dieser DVD dargestellt und erklärt werden, werden in China sehr erfolgreich in der Vorbeugung und Therapie von Gelenk- und Wirbelsäulenerkrankungen eingesetzt. In vielen Kliniken wird das Gelenk-Qigong als Therapie angewendet und in Selbsthilfegruppen als Vorsorgeprogramm eingeübt. Der Autor dieser DVD verfügt über mehr als 20 Jahre Erfahrung in der Vermittlung dieser Übungsreihe in Seminaren und therapeutischen Einzelsitzungen. Die Übungen sind auch für Senioren und gehandicapte Menschen geeignet.

ISBN
- DVD: 978-3-935367-24-0 (auch als VideoOnDemand erhältlich)

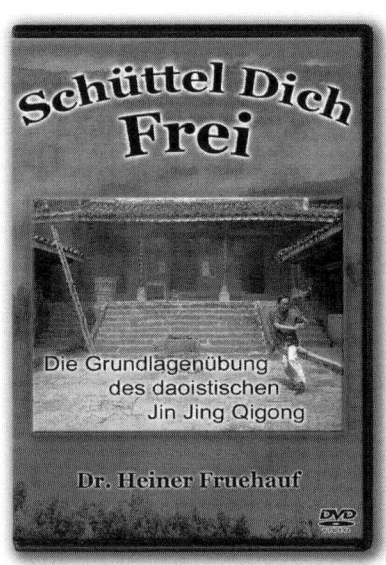

Dr. Heiner Fruehauf
Schüttel Dich Frei - Die Grundlagenübung des daoistischen Jin Jing Qigong

Das original daoistische Jin Jing Qigong ist eine klassische Qigongmethode aus den Emei-Bergen. Dr. Heiner Fruehauf ist einer der versiertesten westlichen Meister des Qigong. Er wurde direkt von Prof. Wang Qingyu als Linienhalter der alten Traditionslinie des Jin Jing Qigong ausgebildet.

Enthält:
- Theorie (ca. 22 Minuten)
- Praxis / Tou (ca. 47 Minuten)
- Praxis / Tou (30 Minuten)

ISBN
- DVD: 978-3-935367-50-9 (auch als VideoOnDemand erhältlich)

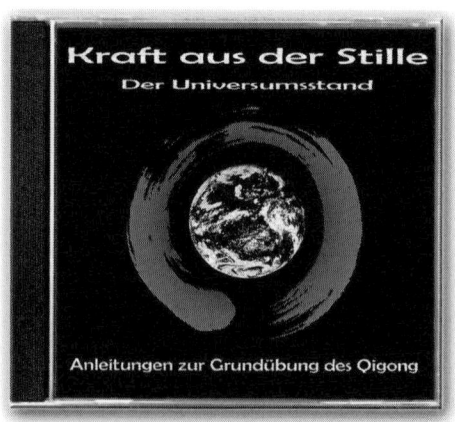

Joachim Stuhlmacher
Kraft aus der Stille - Der Universumsstand

Qigonglehrer Joachim Stuhlmacher leitet auf dieser Doppel-CD Variationen der Standmeditation, der grundlegenden Übung des Qigong, an.

Tracks CD 1:
1. Der Universumsstand "Yin" (35:21 Min.)
2. Der Universumsstand "Yin instr." (35:21 Min.)

Tracks CD 2:
1. Der Universumsstand "Yang leicht" (21:37 Min.)
2. Der Universumsstand "Yang" (51:18 Min.)

ISBN
- Doppel-CD: 978-3-935367-35-6 (auch als mp3-Download erhältlich)

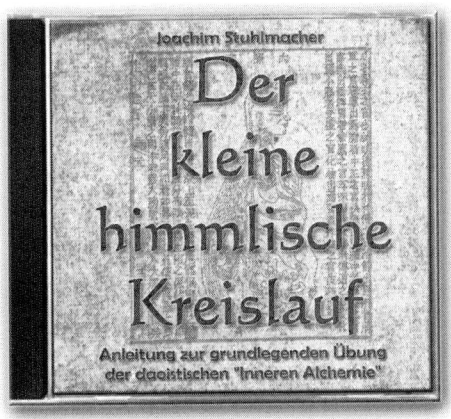

Joachim Stuhlmacher
Der kleine himmlische Kreislauf

Anleitung zur grundlegenden Übung der daoistischen "Inneren Alchemie"

Tracks
  CD 1
  1. Vorübung zur Stärkung des Qi (30 Min.)
  2. Vorübung zur Stärkung des Unterleibes (26 Min.)
  3. Der kleine himmlische Kreislauf mit Atemführung (18 Min.)
  CD 2
  1. Der kleine himmlische Kreislauf für Fortgeschrittene (74 Min.)

ISBN
  - Doppel-CD: 978-3-935367-45-5 (auch als mp3-Download erhältlich)

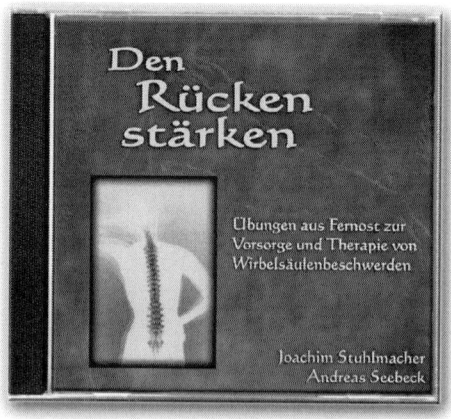

Joachim Stuhlmacher
Den Rücken stärken

Dieses Übungsprogramm stärkt den Rücken und ist für Menschen mit oder ohne Qigong-Erfahrung geeignet. Die Übungen werden im Sitzen oder Liegen ausgeführt, können also auch bei starken Rückenproblemen praktiziert werden. Durch regelmäßiges Üben erreichen Sie Schmerzlinderung, eine allgemein bessere Gesundheit und: mehr Lebensfreude!

Tracks:
  1. Wiegendes Meer (35:51 Min.)
  2. Strahlende Kraft für die Nieren (20:00 Min.)
  3. Das Kreuzbein öffnen, die Knochen stärken (18:15 Min.)

ISBN
- CD: 978-3-935367-38-1 (auch als mp3-Download erhältlich)

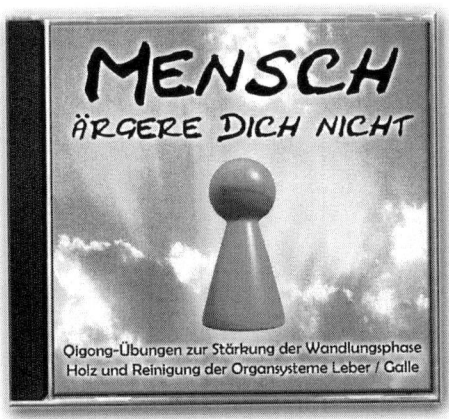

Joachim Stuhlmacher
Mensch ärgere dich nicht

Qigong-Übungen zur Stärkung der Wandlungsphase Holz und Reinigung der Organsysteme Leber / Galle

Die Wandlungsphase Holz und deren Organsysteme Leber und Galle haben weitreichende Funktionen im Körper. Typische Beschwerden bei einer Disharmonie sind ständig wiederkehrender Frust, Zorn, Trauer oder Mutlosigkeit, aber auch scheinbar völlig verschiedene körperliche Symptome.

Tracks:
1. Die Grundstellung und die Schüttelübung zur Öffnung wichtiger Energietore (27:25Min)
2. Der Laut "Xu" zur Reinigung und Stärkung von Leber und Galle (17:17 Min.)
3. Den Himmel mit beiden Händen tragen (17:21 Min.)
4. Handschieben im tiefen Reitersitz (7:35 Min.)

ISBN
- CD: 978-3-935367-06-6 (auch als mp3-Download)

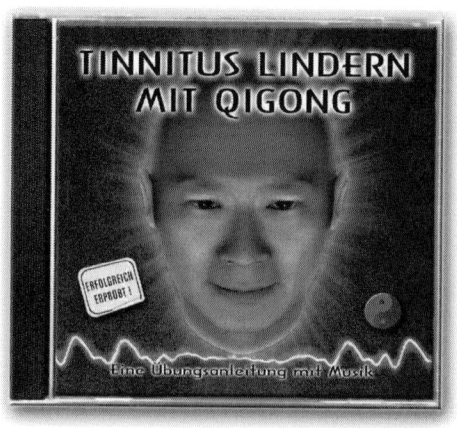

Joachim Stuhlmacher und Andreas Seebeck
Tinnitus lindern mit Qigong

Qigong bedeutet "Arbeiten mit der Lebenskraft". Das exakte Wissen um den Fluss dieser Kraft in unserem Körper hat schon vor Jahrtausenden die Grundlage der chinesischen Medizin gebildet. Aus dieser Sicht ist Tinnitus eine Störung der Funktionskreise Niere und Leber. Auf der CD werden Übungen angeleitet, die genau diese Funktionskreise stärken. Tägliches Üben vorausgesetzt, sind diese Übungen schon nach kurzer Zeit auch dem allgemeinen Gesundheitszustand sehr zuträglich.

Tracks:
    1. Bewegungsübungen (32:36 Min.)
    2. Atemübung (11:44 Min.)
    3. Energiepunkt-Massage (8:55 Min.)

ISBN
- CD: 978-3-935367-30-1 (auch als mp3-Download, bzw. Booklet auch als Kindle eBook erhältlich)

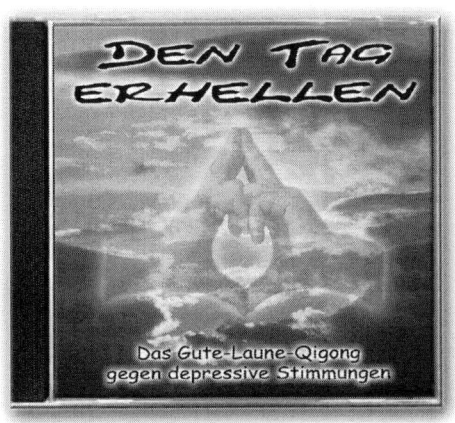

Joachim Stuhlmacher
Den Tag erhellen - Das Gute-Laune-Qigong gegen depressive Stimmungen

Aus Sicht der Chinesischen Medizin entstehen Depressionen oder 'schlechte Laune' aus einer Disharmonie verschiedener Organsysteme wie beispielsweise 'Herz', 'Leber', 'Lunge' und 'Herzbeutel'.

Tracks:
1. Einführung (8:30)
2. Das große Lächeln (18:14)
3. Den Brustkorb weiten, die Freude wieder entdecken (17:35)
4. Das Schütteln und die heilenden Laute (17:28)
5. Das Mudra zur Erweckung der 'Weisheit des Herzens' (11:59)

ISBN
- CD: 978-3-935367-32-5 (auch als mp3-Download, bzw. Booklet auch als Kindle eBook erhältlich)

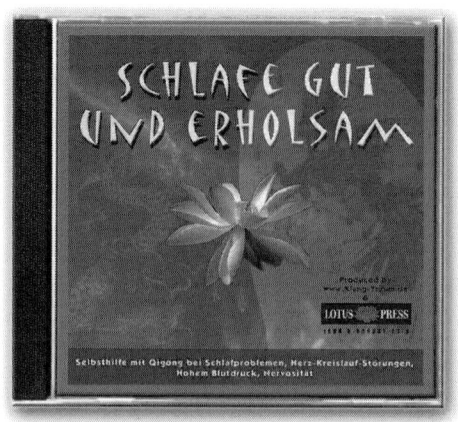

Joachim Stuhlmacher
Schlafe gut und erholsam

Selbsthilfe mit Qigong bei Schlafproblemen.

Schlafstörungen sind vielfältig und weit verbreitet. Hier bietet Qigonglehrer Joachim Stuhlmacher effektive Übungen, um eine erholsamen Schlaf wiederzufinden. Auch gegen Unruhezustände, Nervosität, Schwäche, Schwindel, Herzrasen.

Tracks:
1. Stille fördern, die Nierenkraft stärken (24:38 Min.)
2. Die Zehenübung zur Förderung der Beinkraft (21:37 Min.)
3. Das Mantra "Om A Hong" zur Harmonisierung des Qi (11:35 Min.)
4. Den Geist beruhigen, das Herz entlasten (20:04 Min.)

ISBN
- CD: 978-3-935367-33-2 (auch als mp3-Download erhältlich)